# 电热针临证经验及验案精选

主编 夏玉清

天津出版传媒集团

天津科学技术出版社

**图书在版编目（CIP）数据**

电热针临证经验及验案精选 / 夏玉清主编 . -- 天津：

天津科学技术出版社，2024. 9. -- ISBN 978-7-5742

-2394-3

Ⅰ. R245.3

中国国家版本馆 CIP 数据核字第 2024FM2644 号

电热针临证经验及验案精选

DIANREZHEN LINZHENG JINGYAN JI YANAN JINGXUAN

责任编辑：张建锋

**天津出版传媒集团**

出　　版：**天津科学技术出版社**

地　　址：天津市西康路 35 号

邮　　编：300051

电　　话：（022）23332390

网　　址：www.tjkjcbs.com.cn

发　　行：新华书店经销

印　　刷：三河市宏顺兴印刷有限公司

开本 787×1092　1/16　印张 11.5　字数 153 000

2024 年 9 月第 1 版第 1 次印刷

定价：128. 00 元

**主　编**

夏玉清

**副主编**

范淑敏　王海箭　崔芳囡　孟　君　赵　蕊

**编　委**

张艳玲　赵　帅　张　伟　贾英才　张丫丫

# 前言

　　夏玉清（1932～今），女，教授、主任医师、首都国医名师，享受国务院特殊津贴；电热针和电热针疗法的创立者；第一批全国中医药传承博士后合作导师；中国中医科学院首批名医名家。1949 年毕业于佳木斯医学院医疗系；1951 年作为外科医生随志愿军入朝；1952 年参加中央卫生部针灸实验所针灸师资班，师承著名针灸学家朱琏教授；1954 年 –1969 年任黑龙江省祖国医药研究所针灸经络研究室主任；1969 年任 5113 厂职工医院副院长，期间开始进行中医治疗肿瘤研究；1979 年任中国中医研究院针灸研究所门诊部及第三临床研究室主任，主持电热针治疗癌前病变的临床研究，并获中国中医研究院科技成果奖；1984 年筹备北京针灸学院及其附属医院（望京医院前身），并任科研医务处处长、临床医院院长、学术委员会委员；1993 年后历任望京医院内一科主任、针灸科主任、电热针室主任（现今）。从事针灸临床、科研教学工作近 70 年。先后承担并完成各级各类课题 27 项，其中卫生部课题 3 项、国家中医药管理局课题 6 项。发表学术论文 100 余篇，著有《电热针临床应用指南》《电热针疗法》等专著，培养了国内外研究生、中青年医师数百人。2012 年被评为中国中医科学院名医名家、中国中医科学院"名医名家"项目课题传承导师，2013 年被国家中医药管理局评为第一批中医药传承博士后合作导师，2021 年北京市薪火传承 3+3 工程夏玉清名老中医工作室负责人。

古今中外，凡能作出贡献的杰出科学家，都有一些共同的特征：极强的求知欲和好奇心、丰富的想象力、超人的毅力、废寝忘食的工作热情、淡泊名利的奉献精神、良好的独立思考习惯以及坚持实践的工作作风。夏老就是这样一位对医学、对针灸、对人类健康事业有突出贡献的科学家。1947年，时年15岁的夏老考入当时的东北军医大学，实验室条件很差。为了学好《人体解剖学》，夏老便积极组织同学结伴到郊外的坟茔寻找骨骼标本，动手拼出完整的人体骨架供全班同学复习所用。1951年，夏老作为第二批医疗队的外科医生参加了抗美援朝战争，在战火纷飞的战场救治伤员，并多次为伤员献血。

1955年是夏老与针灸结缘的一年。作为西学中人员，夏老参加了卫生部主办的第一期针灸师资培训班。该班是由时任中国中医研究院副院长兼针灸研首任所长著名针灸学家朱琏承办并主讲。在朱琏老师亲自教授指导下，夏老勤学苦练针法。在临床实习中，第一例病人是哮喘病且病程较长，呼吸困难没有什么特效药治疗。夏老就用学到的针灸方法，取穴大椎、定喘、肺俞、风池、支沟等穴进行对症治疗。行针期间，病人自觉呼吸舒畅了，以后坚持针灸治疗了数次，呼吸困难症状明显缓解。在培训班学习期间，夏老按照朱琏老师的要求积极实践，把学到的针灸知识应用于临床，每每取得意想不到的疗效，从此真正认识并喜爱上针灸。

由于对祖国针灸医学的热爱，夏老投入全部精力钻研针灸科学并不断探索未知领域。20世纪50～60年代，夏老通过大量的火针治疗淋巴结核疾病的临床经验，认为该方法有效却存在诸多弊端，火针降温较快、治疗操作极为烦琐、"烧山火"手法难度大、对人体组织和皮肤的破坏较大等。由此，20世纪80年代，时任中国中医研究院针灸研究所消化研究室主任的夏老带领科研团队通过不断地尝试和摸索研制出了温度可控、时间可调、操作简便的DRZ-1型电热针治疗仪和专用电热针针具，并于1980年开始正式进入临床推广和应用。随后的三十余年中，夏老继续带领电热针研究团队先后对各类消化系统、神经系统、内分泌系统以及妇科和肿瘤疾病开展了电热针临床治疗研究，都取得了很好的疗效，在国家级期刊、全国性以及世界针联学术大会上发表了上百篇电热针临床研究成果论文。进入21世纪以来，夏老及其电热针团队经过长期的临床实践获得了非常丰富的临床经验，同时又善于探索施针用穴规律，结合针灸理论不断总结提高，逐渐形成了完整的、有效的电热针临床治疗规范。

电热针的问世是夏老创新性的科研思维和丰富的临证经验相结合的产物，其基于中医经络学说及《内经•燔针•焠刺》理论，体现了中医"寒者热之"的治疗原则，是中医"针"和"灸"的有机结合。起到温经散寒除湿、活络止痛、温经通脉、温补扶正的作用。与传统针灸相比，电热针发热持久且可控、温度精确；同时针体发热段的结构特点确保了电热针施针深度准确、可重复性强，比传统的针灸治疗优势明显。电热针还显著降低了传统的"烧山火"针刺对施术者的操作手法要求，体现了未来针刺技术的标准化、量化和规范化。为中医传统针灸领域提供了一种新型针具和治疗方式，为中医治疗心脑血管病、萎缩性胃炎、外阴白斑、老年病、脑瘫、更年期综合证、进行性肌营养不良、各类肿瘤及其并发症等多种疾病提供了新的、有效的方法。

夏老从事针灸临床、科研教学工作近70年，至今仍以92岁高龄辛勤耕耘在临床及教学一线，著有《电热针临床应用指南》《电热针疗法》等著作，结合自己丰富的临证经验，对电热针临床治疗各类疾病均给予了翔实的辨证分型、病机病理分析、针刺操作规范和心得体会。笔者作为夏老的学术继承人之一，有幸在夏老身边侍诊多年，从学医到做人之道均受夏老言传身教、获益良多。本书虽已完稿，然夏老的电热针治疗体系和规范还在丰富的临证中不断地充实和系统化，所以本书的总结和归纳在不远的将来还将进一步完善。若本书能够为中医针灸的同行在临床诊治过程中提供经验参考和帮助，将是本书作者的极大荣幸。

郝璐

2023 年 5 月 31 日

# 目录

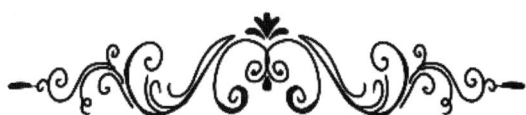

上篇 夏玉清电热针临证经验集萃

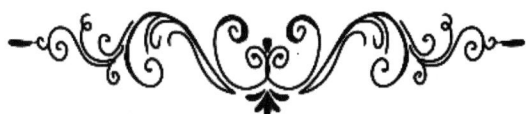

# 第一章 夏玉清与电热针的渊源

## 第一节 电热针的起源和发展

夏玉清教授的科研生涯与电热针结缘。回顾夏老漫长的从医生涯，电热针起源于20世纪70年代，成熟于20世纪80-90年代，理法方穴系统完整于21世纪初。2009年，由夏玉清教授编著的《电热针临床应用指南》一书是电热针临床治疗日臻完善的标志。

### 一、电热针的起源

在20世纪50～60年代，中国国内患有淋巴结核的病人数量较多，在临床上通常使用火针进行治疗。这种治疗方法是将针头前部加热至红热状态，然后快速刺入肿大的淋巴结，需要反复进行迅速的治疗。然而，夏老认为这种火针治疗虽然有效，却存在许多弊端，例如火针温度不可控且降温速度较快，治疗过程需要反复操作且极为烦琐，使用"烧山火"手法的操作难度较大，对人体组织和皮肤造成较大的损伤等问题。

因此，夏老与多位金属材料专业的高级工程师展开了技术交流，并产生了一种大胆的设想，即研发一种新型的治疗仪器和针具：通过电热材料的特殊结构设计，制造一种独特的针具，并通过治疗仪器对输入电流的强度进行精确控制，使该针具在肿大的淋巴结内部能够保持恒定的热度，并进行持久的、时间可控的治疗。他们相信这种电热针的疗效一定会比传统的火针更好，操作更简便，治疗效率更高。这就是现代中医针灸领域中高效、操作方便的电热针最初的设计雏形。

在 20 世纪 70 年代，时任中国中医研究院针灸研究所消化研究室主任的夏玉清教授与内蒙古中蒙医研究所唐学正教授开始合作研发电热针。通过不断地尝试和摸索，科研团队成功研制出了温度可控、时间可调、操作简便的 DRZ-1 型电热针治疗仪和专用电热针针具。初期，科研团队制作了 8 台样机，并申报了省部级科研课题和中国中医研究院的院级科研课题。通过大量的动物实验和临床研究，科研团队取得了可喜的成果。课题研究通过了专家鉴定，并于 1980 年正式开始在临床上推广和应用。

## 二、电热针的发展

在 20 世纪 80 年代，夏玉清教授带领她的年轻医师和研究生团队，继续进行电热针治疗肿瘤的动物实验和各种肿瘤的临床疗效研究。动物实验结果表明，电热针对三种可移植性癌症在抑制方面具有效果。使用电热针治疗直径为 0.7～1cm 的肿瘤，能使肿瘤中心温度达到 56℃，高于周围肿瘤组织的温度（44～47℃）。经过一次治疗（40 分钟），对于携带胃鳞癌的小鼠，治愈率为 60%，肿瘤完全消退率为 78%～83.3%，肿瘤生长抑制率为 84.8%～90.6%；对于携带乳腺癌的小鼠，治愈率为 50%～60%，肿瘤完全消退率为 76%～83.3%，肿瘤生长抑制率为 84.8%～90.6%；对于携带肝癌的小鼠，治愈率为 70%～80%，肿瘤完全消退率为 88.2%～90%，肿瘤生长抑制率为 84.2%～94.4%。对于肝癌小鼠进行重复实验，治疗组的转移率为 0/17，而对照组的转移率为 7/17。这些实验结果为电热针应用于癌症的临床治疗提供了科学依据。

在动物实验的基础上，夏老带领科研团队相继开展了电热针治疗各种浅表肿瘤的临床研究。研究结果显示，电热针对浅表性肿瘤疾病的临床完全缓解率约为56%，有效率约为92%。科研团队同时完成了卫生部及中国中医药管理局的部级课题《电热针治疗女阴白色病变的临床疗效及机理研究》和《电热针治疗皮肤癌的临床疗效及机理研究》，以及中国中医科学院的院级课题《电热针治疗萎缩性胃炎的临床疗效及机理研究》等共计20余项课题。以上课题都取得了令人满意的预期成果，并通过了科学鉴定。

在前期电热针动物实验和对浅表性肿瘤临床研究成果的基础上，夏老继续带领电热针研究团队不断进取，深入探讨。他们针对各种肿瘤疾病进行系统的电热针临床治疗的研究观察。他们先后对宫颈癌、子宫内膜癌、胃癌、肝癌、结肠癌、直肠癌、膀胱癌、前列腺癌、卵巢癌、肺癌、胰腺癌等恶性肿瘤以及癌性疼痛进行了临床治疗观察，并取得了很好的疗效。他们在国家级期刊、全国性以及世界针联学术大会上发表了上百篇电热针临床研究成果的论文。

进入21世纪以来，夏老及其电热针团队通过长期的临床实践积累了非常丰富的临床经验，同时善于探索施针用穴规律，并结合针灸理论不断总结和提高。逐渐形成了完整而有效的电热针肿瘤病临床治疗规范。

夏老凭借创新性的科研思维和丰富的临证经验，开创性地推出了电热针，该技术基于中医经络学说和《内经·燔针·焠刺》理论，体现了中医治疗原则中的"寒者热之"思想，具有温经散寒除湿、活血止痛、温经通脉、温补扶正的功能。电热针的针具采用特殊的电热合金丝材料制成发热部分，在治疗过程中与带有数字电路芯片的电热针治疗仪相连接，实现对人体经络穴位的针刺和热疗的双重治疗作用，将中医的针灸和温灸有机地结合在一起。其精准治疗主要表现在两个方面：首先，数字电路芯片确保了电热针针体的持久、可控发热，温度精确可调，相比传统的火针治疗具有明显优势。其次，针体发热部分的结构特点确保了电热针施针的深度准确、可重复性强，相比传统的针灸治疗也具有明显优势。同时，电热针显著降低了施术者在操作手法上对传统的"烧山火"针刺的要求，是针灸手法标准化的重要变革，体现了未来针刺技术的标准化、量化和规范化趋势。它为中医传统针灸领域带来了一种新型的针具和治疗方式，同时具备针刺和温灸的双重作用，显著提高了传统针灸的临床疗效，为中医治疗心脑血管疾病、萎缩性胃炎、外阴白斑、老年病、脑瘫、更年期综合征、进行性肌营养不良、各类肿瘤及其并发症等多种疾病提供了新的有效方法。

## 第二节 电热针的结构组成和作用特点

### 一、结构组成

电热针的广义定义包括电热针治疗仪、电热针针具以及连接线。而狭义上的电热针是指仅指电热针针具本身（简称为"电热针"）。目前夏老在临床实践中所使用的电热针治疗仪主要有两种型号，分别是 DRZ-1型（第一代）和 ETA-01A 型（第二代）。连接线的作用是将电热针治疗仪与电热针针具连接起来，以输出电流。

电热针具有独特的针体结构设计，内部结构复杂而精细。针体的后端和针柄由常规的 Cr-Ni 奥氏体不锈钢金属材料制成。而针体的前端 10mm 范围采用阻性电热金属材料制成，也称为"发热区"，其尖锐而细长（约 $\phi 0.4mm$，比普通毫针略粗）。当电流通过阻性电热材料时，会产生热效应，而这种热效应的大小由电热针治疗仪对电流输出的调节来控制。

电热针根据直径的不同，分为五个型号，分别为 1 号（φ0.40mm）、2 号（φ0.45mm）、3 号（φ0.50mm）、4 号（φ0.55mm）、5 号（φ0.60mm）。在临床应用中，常用的电热针总长度约为 1 寸（约25mm），由针柄和针体两部分组成。其中，针柄的长度为 15mm，针体的长度为 25mm，而发热区位于针体前端的 10mm 范围内。在进行针刺时，一般将电热针插入穴位的深度为 15～20mm。

## 二、作用特点

电热针具有特殊的针体构造，决定了它对人体具有特殊的治疗作用特点。

①电热针利用电能转化为热能的原理，作用于人体产生针感。电热针的针体和针柄的结合部经过绝缘处理，刺入腧穴时不会发生电干扰现象，避免了电脉冲刺激的感觉，安全性可以被控制。

②与传统的毫针烧山火手法相比，电热针更容易产生针刺效应，而且操作简便可控，作用持久。古代针灸实践中，为了更有效地治疗虚寒或实寒症状，总结出了一套通过操作毫针使针下产生温热感的手法，称为"烧山火"手法。然而，这种手法操作复杂，难以掌握，且病人之间存在个体差异，因此在临床上很难推广应用。

③电热针的针体发热持久且可控，温度精确且可调，相较于传统的火针治疗有明显优势。传统的火针是通过火烧红针尖和针体前部，迅速刺入人体，但针体温度会迅速冷却降低，很难在体内保持恒定温度，且不能长时间留针。此外，火针的深浅也需要严格掌握，太深可能伤及经络，太浅则无法有效治疗。而电热针恰好弥补了这些缺点，具有持久稳定的温热效应，可调控温度，避免过热或过低的情况。

④电热针的治疗效果明显优于针灸加灸的模式。历代针灸学家为增加治疗寒证的效果，发明了在毫针针柄上放置并点燃艾绒团的方法，

通过针体传递热效应。然而，实际上温热感只停留在皮肤表面，无法深入体内。电热针的发热方式弥补了这个不足，能够将热量高效地输送到体内。

⑤电热针既具备艾灸的温经通脉作用，又不存在烧伤和烫伤的风险。灸疗法是针灸治疗的重要组成部分，在临床中广泛应用。然而，传统的灸疗法很难使热效应深入腧穴内部，且操作不当可能导致局部烧伤。相比之下，电热针在针刺效应的基础上，能够高效地将热量输送到体内，避免了烧伤和烫伤的风险。

综上所述，电热针的研发思路来源于"火针"，同时又受到"针加灸"、艾灸等治法的启发。电热针的成功问世，并经过数十年的长期临床实践，证明电热针确实优于上述的各种治法，具有这些治疗方法的综合作用，尤其是可以使热效应深入机体，深入到腧穴内部。

# 第三节 电热针的注意事项

## 一、操作要求

### ◆电热针直径选择

电热针针具规格 0.4mm×25mm，直径选择 0.4mm，不宜过粗，患者难以耐受、影响针感疗效。

### ◆针刺手法：针刺深浅度、角度、精准度

夏老认为经络腧穴位置表浅，强调浅刺轻刺，进针深度 0.5～0.7寸，直刺不施补泻手法操作。每次治疗时间 30～40min，其中外阴白斑治疗留针时间 40min，除此之外其他疾病治疗留针时间以 30min 为最佳。

◆治疗时间、疗程、疗效评价

夏老根据大量临床研究及治疗经验，综合考虑慢性病疗效及远期预后，提出电热针治疗各类慢性病疗程以 90 次，连续治疗三个月为宜。夏氏电热针疗法注重病程可逆、以临床治愈作为治疗目标。对于各类疾病的治疗，以超声、影像、病理检查结果作为疗效评估标准。

## 二、注意事项

### ◆ 证型分类及对症治疗

①凡虚证、寒证或秋冬季节寒带地区患者多选用电热针治疗效果较好。②实证、热证可选用毫针治疗。③慢性疾病，大多本虚标实，治疗当扶正为主，兼以祛邪，以电热针联合毫针以期扶正祛邪，平衡阴阳。④过饥、过饱、嗜酒者不宜选用针灸治疗。

### ◆ 治疗关键事项

①治未病、早发现早治疗。对于许多消化系统疾病、呼吸系统疾病、生殖系统疾病、内分泌疾病、神经系统疾病，尤其是各类癌前病变和各种内脏肿瘤术后防治，采用夏氏电热针疗法均有良好的疗效，就诊愈早疗效愈好。②遵医嘱。相对于传统针灸治疗，电热针治疗见效快。但对于一些病程较长的疾病，必须坚持医患合作，坚持遵医嘱治疗就会收到满意的疗效。③治疗期间患者应保持心志平和，遇到病情波动不要过虑。

### ◆ 治疗期间生活方式调理

①食物以清淡容易消化为宜，忌辛辣、油腻、生冷、粗糙。②对潮湿、寒冷的环境，应根据具体情况采取防潮、防寒措施。③治疗期间患者要保持心情舒畅，避免不良因素的精神刺激。④妇科疾病注意经期卫生和保暖，不要用凉水洗脚。

### ◆重症顽症针对性治疗

①针药并用：对于大部分重症顽症，患者宜遵医嘱配合中药治疗，可以有效提高疗效及缩短疗程。②对于神经系统疾病、身体功能恢复等患者，在针灸治疗的同时，要配合肢体及关节的功能训练，可酌情配合按摩治疗，但手法要轻柔。③防止不慎跌倒损伤或骨折。④对于大部分癌前病变和内脏肿瘤患者，病程愈长则治疗时间亦要相应增加，一般需要遵医嘱治疗 3～6 个月。在病情好转、症状基本消失后，还要巩固治疗，防止反复。治疗后肿块缩小不明显者，或更年期妇女患本病而疗效不理想者，均应考虑手术切除。

# 第二章 夏玉清电热针临证学术思想

## 第一节 电热针临床辨证原则

电热针治疗疾病以中医基础理论为指导，运用中医诊断学、经络学、腧穴学以及刺法灸法学等知识和电热针的方法，根据患者具体病情进行辨证施治。电热针临床治疗常用的辨证方法有：八纲辨证、六经辨证、脏腑辨证、卫气营血辨证、三焦辨证、经络辨证等六种。辨证论治是中医治病的精华。电热针工作者在中医整体观念的指导下，在全面掌握和运用这些基本辨证方法中，将临床所见的不同证候，进行归纳和分析、辨证论治。在电热针临床实践中，将八纲、六经、脏腑、卫气、营血、三焦和经络的辨证方法紧密结合起来，融会贯通。分析病性是属寒还是属热、属虚还是属实、属阴还是属阳，病位在表还是在里、在经还是在络、在脏还是在腑；然后确定治疗方法，按法处方配穴、按方施术。采用补法或泻法、或补泻兼施，以通其经络，调其气血，使脏腑、气血、阴阳趋于调和，经络恢复平稳，达到"阴平阳秘，精神乃治"。

### 一、八纲辨证

电热针八纲辨证，即阴阳、表里、寒热、虚实，是电热针辨证论治的总纲领，是以望、闻、问、切四诊所获得的资料为依据，对病变的病位、病性、正邪关系等情况进行综合分析，将其归纳为阴、阳、表、里、寒、热、虚、实八类证候而进行电热针治疗的一种方法。而在电热针辨证的这八类证候可以用阴阳两纲加以概括，即表证、热证、实证为阳证，里证、寒证、虚证为阴证。

## 二、脏腑辨证

电热针脏腑辨证是以中医脏腑学说为基础，将四诊所获得的证候和体征进行综合分析，从而对病变所在的脏腑部位、性质及正邪的盛衰作出诊断，然后进行治疗的一种辨证论治方法。脏腑与中医经络在生理上相互联系，在病理上密切相关，与电热针的临床辨证和组穴施治均有密切关系。主要包括肺病证、大肠病证、脾病证、胃病证、心（包）病证、小肠病证、肾病证、膀胱病证、三焦病证、肝胆病证。

## 三、气血辨证

电热针气血辨证就是根据患者不同的证候分析气血等一系列的变化，将其分析辨证为气病证、血病证和气血同病证。气病证中又分为虚、实两大类。"虚"指气之不足，表现为功能低下或衰退，有血病证归纳起来有血虚、血瘀和出血三个方面。出血可因气不摄血、血热妄行、阴虚火旺和瘀血内积导致。气为阳，血为阴，气为血帅，血为气母，两者互相联系，相互依存。气能生血，能摄血，气行则血行，气滞则血凝。有形之血生于无形之气，无形之气必须依附于有形之血存在于体内。气与血生理上联系密切，也可导致病理上的气血同病，如气血两虚、气随血脱、气虚血瘀、血虚血瘀、气滞血瘀。

## 四、经络辨证

电热针经络辨证是电热针辨证原则中最重要的一环。电热针经络辨证是以中医经络学说为指导，根据经络的循行部位和脏腑络属关系辨认经络病证的一种辨证方法。经络以经脉为主体，因而在辨证时要以经脉的病证记载为主要依据。在电热针临床上，可根据病证所在的脏腑经络部位选穴配方。电热针经络辨证中主要的病症所在脏腑经络包括十二经脉病症、奇经八脉病症和十五脉络病症等。

◆ **十二经脉病证**

十二经脉每一条经脉都有一定的循行路径和所属络的脏腑。如果发生病变，各有不同的病证。其病证表现可分属两个方面：一为本经的脏或腑的生理功能失常；二为本经循行部位的病证。简述如下：1）手太阴肺经病证：咳嗽，气喘，咯血，咽喉肿痛，胸部胀满，缺盆部、肩背及手臂内侧前缘痛等。2）手阳明大肠经病证：鼻衄，鼻流清涕，齿痛，咽喉肿痛，颈肩前、上肢外侧前缘痛，肠鸣腹痛，泄泻，下赤白等。3）足阳明胃经病证：肠鸣，腹胀，水肿，胃脘痛，呕吐，易饥，鼻衄，咽喉肿痛，胸腹及下肢外侧缘痛，发热，发狂等。4）足太阴脾经病证：嗳气，呕吐，胃脘痛，腹胀，便溏，黄疸，身重无力，舌根强痛，股膝内侧肿胀、厥等。5）手少阴心经病证：心痛，心悸，胁痛，失眠，盗汗，咽干口渴，上臂内侧痛，手心热等。6）手太阳小肠经病证：耳聋，目黄，咽喉痛，颊肿，少腹胀痛，肩臂外侧后缘痛。7）足太阳膀胱经病症：小便不利，遗尿，癫狂，疟疾，目痛，迎风流泪，鼻塞流涕，衄血，头痛，颈 背腰臀部及下肢后面疼痛等。8）足少阴肾经病证：遗尿，尿频，遗精，阳痿，月经不调，气喘，咯血，舌干，咽喉肿痛，水肿，腰脊痛，股内侧后缘痛，下肢无力，足心热等。9）手厥阴心包经病证：心疼，心悸，心烦，胸闷，面赤，腋下疼，癫狂，上肢拘急，手心热等。10）手少阳三焦经病证：腹胀，水肿，小便不利，耳聋，耳鸣，目外眦、耳后痛，肩、臂、肘外侧痛等。11）足少阳胆经病证：头痛，目外眦痛，颌痛，目眩，口苦，缺盆部肿痛，腋下痛，胸胁、股及下肢 外侧痛等。12）足厥阴肝经病证：腰痛，胸满，少腹痛，疝气，头顶痛，咽干，呕逆，遗尿，小便不利，精神失常等。

◆ **奇经八脉病证**

奇经八脉具有加强经脉之间的联系，调节正经气血的作用，与肝、肾等脏及女子胞、脑髓等奇恒之腑的联系较为密切，失调为病。根据其循行部位和生理特点，略述如下：1）任脉病证：带下，月经不调，不孕，疝气，遗精，遗尿，尿闭，胃脘及小腹痛，阴部痛等。2）督脉病证：脊柱强痛，角弓反张，癫痫。3）冲脉病证：腹内拘急而痛，月经不调，不孕，不育，气喘等。4）带脉病证：腹部胀满，腰部迟缓无力，带下，子宫下垂，下肢痿软等。5）阳跷脉病证：癫痫，不眠，目内眦赤痛，腰背痛，下肢痉挛，足外翻等。6）阴跷脉病证：癫痫，失眠，少腹痛，腰髋连阴中痛，下肢痉挛，足内翻等。7）阳维脉病证：恶寒发热等表证。8）阴维脉病证：胸痛，心痛，胃痛等里证。

◆ **十五络脉病证**

十五络脉主要分布于体表，以加强表里两经的联系，渗灌各部的气血。络脉的病证，可以补充经脉病证的不足。简述如下：1）手太阴络脉病证：手腕、手掌部发热，呼吸气短，遗尿，尿频。2）手少阴络脉病证：胸膈胀满，不能说话。3）手厥阴络脉病证：心痛，心烦。4）手阳明络脉病证：齿痛，耳聋，牙齿酸冷，胸膈闷塞不畅。5）手太阳络脉病证：关节纵缓，肘部痿酸，皮肤生疣。6）手少阳络脉病证：肘关节拘挛，肘关节迟缓不收。7）足阳明络脉病证：癫狂，足胫部肌肉萎缩、松弛，咽部肿痛，突然喑哑。8）足太阳络脉病证：鼻塞，鼻流清涕，头痛，背痛，鼻出血。9）足阳明络脉病证：足部厥冷，下肢瘫痪，

不能起立。10）足太阴络脉病证：腹内绞痛，霍乱吐泻。11）足少阴
络脉病证：尿潴留，腰痛，心烦，胸闷。12）足厥阴络脉病证：阳强不
倒，阴部瘙痒，睾丸肿胀，疝气。13）任脉络之病证：腹部皮肤胀痛及
瘙痒。14）督脉络之病证：脊柱强直，头部沉痛，摇头。15）脾之大络
病证：遍身疼痛，四肢关节松软无力。

## 第二节 夏玉清电热针临床治疗思想

电热针临床治疗之思想和法则是由电热针自身特点决定的，夏老在
长期的临床实践中，通过总结、归纳和提高，认为电热针的临床治疗方
法和思想既有中医针灸治则之共性，又有其独特之个性：

### 一、补虚泻实，标本兼治

《内经》中明确指出："邪之所凑。其气必虚"、"正气内存，邪不可
干"。很多慢性疾病的形成被认为是气血虚弱，正气不足，而后邪气趁
机侵袭所致。夏老认为电热针的温补作用，体现在其选用特定穴的同
时，调节恒定温度，使针刺效应与恒温共同作用于腧穴经络，进而调整
其相应脏腑之功能，使之恢复正常状态，脾胃得健，肝肾得补同时，电
热针通过"特定穴"可以直接起到补气补血的作用，脏腑气血得以修复
补充，正气得以恢复，就可以战胜邪气。

当正气充足、脾胃健康、肝肾功能正常时，人体的抵抗力和自愈
能力会得到增强，能够抵御外邪侵袭，避免慢性疾病的发生。但若气
血虚弱、正气不足，身体就容易受到外邪的侵袭，导致慢性疾病的形
成和发展。

电热针治疗通过选择特定穴位，直接起到补气补血的作用，促进气
血循环，增强脏腑的功能，增补正气。通过这种方式，电热针疗法可以

有助于恢复正气，使机体能够有效对抗邪气，抑制慢性疾病的发展。

## 二、平调阴阳，整体论治

阴阳学说是中医学中的核心理论之一，它贯穿了整个中医学的病因病机、辨证论治等方面。根据《内经·素问》的阐述，阴平阳秘、精神乃治，阴阳离决、精气乃绝，说明阴阳的平衡对于人体健康至关重要。许多慢性疾病的发展都与机体阴阳失衡、正虚邪胜有关。

在疾病发生和发展过程中，阴阳之间是可以相互转化、相互消长的。这也意味着在临床治疗过程中，调和阴阳、辨明阴阳至关重要。电热针疗法通过针的加热效应，刺激特定的腧穴和经络，从而调节气血的流动，平衡阴阳，使失调的阴阳重新达到新的平衡状态。

通过平衡调和阴阳，电热针疗法能够提升机体的免疫力和自愈能力，促进机体恢复健康。这种治疗方法被认为对于慢性疾病的治疗有明显的疗效。

## 三、疏通经络，调整气血

《灵枢·经络》明确指出："夫十二经脉者，人之所以生，病之所以成，人之所以治，病之所以起，学之所始，工之所止也"。经络系统承担着调节气血运行和平衡的重要任务，如果经络发生阻滞或不通，就可能导致气血不畅、病邪侵袭等病理现象的产生。作为中医学常用的治疗方法，针灸通过刺激穴位和经络，调节气血运行，以疏通经络、调整脏腑功能、平衡气血阴阳，达到治疗疾病的目的。针灸作为经络系统的一种干预手段，可以通过刺激经脉和络脉，疏通气血，调整机体阴阳平衡，从而恢复身体的正常生理功能。电热针结合了温灸和针刺的双重作用，可以在局部产生温热刺激，缓解症状，促进局部血液循环，活血祛瘀，改善局部组织的营养供应和气血状况。由于经络系统贯穿全身，电热针的温热刺激可以通过经络影响全身，调整全身的气血运行和平衡，从而改善全身的状况。

疏通经络，以通为补：经脉是调节全身气血运行的通道，疏通经络有助于调整虚实、阴阳等病理状态，对于各种疾病的治疗都具有重要的意义。针灸和电热针作为疏通经络的手段，有助于恢复身体的自身调节功能，改善疾病症状。

总结来说，经络学说在中医学中扮演着重要的角色，经络系统的畅通与否对于维持人体健康至关重要。电热针作为中医治疗手段之一，通过疏通经络，调整气血运行，对于改善疾病症状、恢复机体功能起着积极的作用。

## 四、温经散寒，活血化瘀

电热针具有温灸和针刺的双重作用，适用于寒冷病症的治疗。通过温热散寒、活血祛瘀、舒筋活络等作用，可以缓解病痛，改善局部的不适感，促进身体康复。

温热散寒：根据《素问·至真要大论》"寒则热之"的治疗原则，电热针的温热作用可以直接作用于病痛部位，缓解病症中的寒冷感。寒邪入侵人体，容易导致痛证、拘挛等症状，对于寒性疼痛、寒湿痹痛等疾病，可以选择适宜的穴位，通过电热针的温热刺激，直接温热散寒，改善寒湿病症。通过电热针的温热刺激，可以驱散体内的寒邪，促进气血的流通，从而改善局部的寒凉感。

活血祛瘀：电热针的温热刺激还可以促进局部血液循环，增加局部氧气和营养的供应，有助于疏通经络，消散淤血，加速瘀血的吸收，从而减轻痛症和炎症反应。对于一些慢性痛症、淤血瘀滞的疾病，如痛经、痛风等，可以通过电热针的治疗促进局部血液循环，减轻炎症反应，加速瘀血的吸收，从而缓解疼痛和不适。

　　舒筋活络：电热针的热刺激可以促进局部肌肉的松弛和舒展，缓解肌肉的紧张和痉挛。对于一些肌肉韧带的损伤和关节的疼痛，电热针的应用可以起到舒筋活络、改善肌肉功能的作用。对于一些慢性疾病，如慢性痛症、关节炎、颈椎病等，电热针的应用可以提供持续的温热刺激，缓解炎症，减轻疼痛，改善局部功能。

# 第三章 夏玉清电热针临床典型腧穴

夏老在使用电热针临床治疗各类疾病时，根据不同证型采用不同的腧穴选择和搭配方式。例如，电热针主穴相近、毫针配穴差异而体现辩证思维；也有不同疾病，采用相同的电热针主穴，即异病同治，这也正是电热针配合毫针针灸治疗中脏腑气血阴阳辨证与经络辨证相结合的体现。取穴总体原则是局部和远端相结合、辨病和辨证相结合，结合脏腑辨证相对较多，以辨证施治为基本原则。同时，通过主穴和配穴的合理搭配，对不同证型的病例进行灵活对症施治。

## 第一节 电热针主穴

夏老经过多年电热针临床治疗各类疾病的经验归纳总结，主穴选择是结合穴位本身功效和电热针的温补温通特点。常以足三里、三阴交、曲池、中脘、建里、天枢以及背部督脉作为主穴而应用电热针治疗，同时选取配穴并采用毫针治疗。其中，足三里、三阴交和曲池是夏老最常用的腧穴，为电热针临床治疗之基础穴，广泛用于脾胃病、呼吸系统疾病、肿瘤及其他多种慢性疾病中。

## 一、足三里

足三里穴（双）是足阳明胃经合土穴、胃下合穴，"合主气逆而泄"，足阳明经为多气多血之经，调和气血作用强大。有健脾和胃、益气升清之功，为培补要穴，壮后天之本。足三里穴可补脏腑之虚损，具有健脾益气、培元扶正、调理气机、平衡阴阳、通经活络的作用；同时，足三里穴又有降逆气化浊，通调肠腑之效。现代医学研究证实，针灸刺激足三里穴，能使胃肠蠕动有力而规律，并能提高多种消化酶的活力，调节胃肠蠕动、增进食欲、帮助消化等。李东垣曰："脾主五脏元气，当从胃合三里穴推而扬之，以伸元气"。针刺足三里穴既能激发经络之气，又能调动胃腑之气，起到益气养血、增强脏腑功能的作用。研究表明，针刺足三里穴对于恶性肿瘤患者化疗后白细胞减少症具有较好的功效。肿瘤患者使用抗肿瘤化疗药物后常出现胃肠道刺激引起呕吐反应，针刺足三里可起到健胃和中，降逆调理气机的作用，有效减轻患者化疗后的胃肠道反应。

## 二、曲池

曲池穴（双）为手阳明大肠经合穴，是大肠经气最充盛的部位，善宣行气血，治疗脏腑气机失调，补中焦而益上焦，具有调整内脏的功能，调肠腑、畅气血、通经络。针刺曲池穴对机体免疫功能的调节作用已得到广泛证实。现代医学研究表明，针刺曲池穴对小鼠的红细胞免疫黏附功能有增强作用，能够用于治疗某些免疫功能低下性疾病，临床试验及动物实验中观察到曲池能调节胃肠蠕动，促进消化酶的分泌。大肠属金、曲池属土、土为金之母，针刺曲池穴达到培土生金的功效。

## 三、三阴交

三阴交穴（双）为足太阴脾经、足少阴肾经、足厥阴肝经三阴经交会穴，具有健脾和胃、调补肝肾、气血双补之功，通三阴，通调肝、脾、肾三经气血，可用于三脏并病及阴虚诸证。研究表明，针刺足三里、三阴交治疗肿瘤患者化疗造成的白细胞降低效果良好，可以有效地保护骨髓造血功能，升高白细胞和淋巴细胞数目。曲池、足三里、三阴交合用可健运脾胃、调和气血、扶正培元。根据夏老多年临床和实验研究所得，将三穴配伍使用能有效提升机体自身免疫功能、对治疗多种癌症以及其他慢性疾病均有卓效。夏老在生殖系统病症和妇科疾病治疗中常以足三里和三阴交作为主穴，应用电热针治疗。三阴交调理肝脾肾，调经之要穴；而足三里均隶属足阳明胃经，具有健脾益气，益气升清之功效。电热针针刺足三里、三阴交、膈俞、脾俞，具有补血为主，佐以补气之功效。若犯心脾两虚，则以电热针针刺：足三里、脾俞、神门、内关、心俞；而电热针针刺三阴交、肝俞、膈俞，则具有滋养肝血之功效。

## 四、督脉主穴

督脉为阳脉之海，循行于背，对全身的阳经脉气起着统帅和督促的作用。督脉之别络与足太阳膀胱经相连，经气相通，而五脏六腑背俞穴分布于膀胱经。夏老常以六支电热针在督脉上从大椎至腰阳关分别均匀排列针刺，可有效调节脏腑功能，激发全身阳气。研究证实，针刺督脉具有疏经活络、调节脏腑气血平衡的功效。针刺督脉经穴可调节全身脏腑功能，疏通阻滞经脉之气血。

## 五、中脘

中脘，经穴名。出《针灸甲乙经》。别名上纪、太仓、胃脘。属任脉。任脉、手太阳与少阳、足阳明之会。胃之募穴。八会穴之腑会。在上腹部，前正中线上，当脐中上4寸。布有第七肋间神经的前皮支和腹壁上动、静脉。主治胃痛，呕吐，呃逆，反胃，腹痛，腹胀，泄泻，痢疾，疳疾，黄疸，水肿。中脘为任脉穴、胃之募穴，为六腑之会，为足阳明胃、任脉、手太阳小肠、少阳三焦之会。夏老认为电热针针刺中脘具有健运脾胃，消化水谷，升清降浊，温通腑气之功效，健脾益气，用于补后天之本。可调理中焦之气机，能补能通，是肿瘤治疗的主穴。

## 六、建里

建里，经穴名。出《针灸甲乙经》。属任脉。在上腹部，前正中线上，在脐中上3寸。建里穴下为皮肤、皮下组织、腹白线、腹横筋膜、腹膜外脂肪、壁腹膜。浅层主要布有第八胸神经前支的前皮支和腹壁浅静脉的属支。深层主要有第八胸神经前支的分支。主治胃痛，腹痛，腹胀，呕逆，不嗜食，身肿，胃扩张等。建里为任脉穴，居脾胃之气生成之处，夏老认为电热针针刺建里具有健脾和胃、通降腑气之功，常与中脘联用。

## 七、天枢

天枢，经穴名。出自《灵枢·骨度》。别名长溪、长谷、补元。属足阳明胃经。位于腹部，横平脐中，前正中线旁开2寸。当腹直肌及其鞘处，有第10肋间动、静脉分支及腹壁下动、静脉分支，布有第10肋间神经分支，深部为小肠。主治腹痛、腹胀、便秘、腹泻、痢疾、月经不调、痛经。天枢为阳明胃经腧穴，为大肠之募穴，腹气之街，分理水谷之糟粕。夏老认为电热针针刺天枢具有消导积滞，调益脾气之功效。

## 八、八髎穴

八髎穴：左边四个右边四个，分为上髎穴、次髎穴、中髎穴、下髎穴，是足太阳膀胱经腰骶部的重要腧穴。从腰以下夹脊骶骨部是足少阴、足太阳和督脉循行所过之处，因督脉贯脊属肾，足少阴肾经络膀胱，足太阳经循膂络肾，此三经与肾联系密切。肾主生殖与发育，又主二阴，膀胱主储尿和排尿。次髎穴具有补肾壮腰、清利湿热及理气化瘀调经等功效，夏老多采用次髎穴治疗妇科及泌尿系疾病。

# 第二节 毫针配穴

夏老在临床选取电热针主穴的同时，亦常用以下毫针配穴，采用这种电热针配合毫针的选穴方法以达到阴阳相合、上下相配、补通结合的目的，共达平衡气血、调补脏腑之功效。

## 一、太溪

太溪是肾经的原穴，原穴反映脏腑原气盛衰，脾的运化须得到肾阳的温煦和肾阴的滋养，取太溪以滋肾阴、补肾气、壮肾阳。若犯肾虚，则以毫针针刺太溪、肾俞，具有良好的功效。以毫针针刺太溪、肾俞、复溜、三阴交，具有滋阴补肾，壮水制火之功效。

## 二、血海

《经穴释义汇解》："穴为脾血归聚之海，具有祛瘀血、生新血之功能，属女子生血之海，故名血海。"血海为脾经所生之血的聚集之处，功在养血活血。以毫针针刺血海，具有理血调经之功效。以毫针针刺大敦、隐白、血海、行间、三阴交，可清热凉血；针刺血海、膈腧，可治血瘀。

## 三、外关

外关穴，是手少阳三焦经的常用腧穴之一，位于前臂背侧，在前臂后区，当阳池与肘尖的连线上，腕背侧远端横纹上2寸，尺骨与桡骨间隙中点。主治头面五官疾患，热病，瘰疬，胁肋痛，上肢痿痹不遂。外关为三焦经穴，三焦主持诸气、通调水道，总司全身气机和气化。

## 四、合谷 + 太冲

合谷为手阳明大肠经原穴，太冲为肝经腧穴、原穴，合谷穴、太冲穴合用称开四关，开身体气血运转之关，调节情志、疏肝解郁。以毫针针刺行间、太冲、蠡沟，具有疏肝解郁之功效。大敦点刺出血的同时重泻太冲，并配以毫针针刺三阴交、合谷，可有效清肝泻热。以毫针针刺太冲、风池、曲池、太阳，具有平肝潜阳之功效。针刺三阴交、合谷、血海、太冲、行间，可起到活血化瘀的效果。针刺太冲、期门，可有效改善气郁、气滞症状。

## 五、关元

关元，经穴名。出《灵枢·寒热病》。别名三结交、下纪、次门、丹田、大中极。属任脉。足三阴、任脉之会。小肠募穴。在下腹部，前正中线上，当脐中下3寸。布有第十二肋间神经的前皮支的内侧支，腹壁浅动、静脉分支和腹壁下动、静脉分支。主治中风脱症，肾虚气喘，遗精，阳萎，疝气，遗尿，淋浊，尿频，尿闭，尿血，月经不调，痛经，经闭，带下，崩漏，腹痛，泄泻，痢疾及尿路感染，功能性子宫出血，子宫脱垂，神经衰弱，晕厥，休克等。并有强壮作用。关元：任脉穴，为培补要穴，培元固本、补益下焦。主治气虚、下元虚损诸证及下腹部多种病症。

## 六、提托

经外奇穴名。出自《常用新医疗法手册》。别名归髎。位于下腹部正中线，脐下3寸（关元穴），左右旁开4寸处，即脾经大横穴下3寸处，左右计2穴。布有髂腹下神经。主治子宫脱垂，肾下垂，腹胀，腹痛，痛经，疝痛等。提托穴为经外奇穴，能升提脱垂，有温补脾肾、升提下陷、理气止痛之功，主要用于气虚下陷之证，夏老常用此穴治疗下腹部的多种病症，尤其肠病，常与百会穴联合针刺，可起到益气升提之功效。

## 七、水道

水道穴，属足阳明胃经。位于下腹部，脐中下3寸，前正中线旁开2寸，当腹直肌及其鞘处；有第十二肋间动、静脉分支，外侧为腹壁下动、静脉；布有第十二肋间神经（内部为小肠）。主治小腹胀满，小便不利，痛经，不孕，疝气。水道穴为足阳明胃经穴，祛湿利水、通经活络。此腹部三穴五针（关元、水道、提托）合用，温中补虚、益气固摄、化湿祛瘀，常用于下焦病变，包括肠病及泌尿生殖系统疾病。

## 八、阴陵泉

阴陵泉穴，属足太阴脾经，位于小腿内侧，胫骨内侧髁下缘与胫骨内侧缘之间的凹陷中，在胫骨后缘与腓肠肌之间，比目鱼肌起点上；前方有大隐静脉、膝最上动脉，最深层有胫后动、静脉；布有小腿内侧皮神经本干，最深层有胫神经。主治腹胀，腹泻，水肿，黄疸；小便不利，遗尿，尿失禁；阴部痛，痛经，遗精；膝痛。阴陵泉为脾经的合穴，健脾。脾属土，阴陵泉其性属水，为"土中水穴"，有助于调水道，健脾祛湿。以毫针针刺脾俞、中脘、足三里、阴陵泉、丰隆、三阴交，可显著起到化痰利湿之功效。

## 九、气海

气海，经穴名。出《针灸甲乙经》。气海别名脖胦、下肓、下气海。属任脉。肓之原穴。在下腹部。前正中线上，当脐中下 1.5 寸。布有第十一肋间神经前皮支，腹壁浅动、静脉分支和腹壁下动、静脉分支。主治虚脱，厥逆，腹痛，泄泻，月经不调，痛经，崩漏，带下，遗精，阳痿，遗尿，疝气及尿潴留，尿路感染，肠梗阻等，具有强壮作用。气海，利下焦、补元气、行气散滞。以毫针针刺命门、大赫、气海、关元、足三里，可补益肾阳，益火消阴。以毫针针刺气海、膻中、足三里、脾俞，具有良好的补气功效，同时还可佐以补血之功效。

# 第四章 电热针基础针方

夏老根据多年临证经验，归纳并总结形成了电热针治疗消化系统、呼吸系统、生殖系统、内分泌系统和神经系统等各类疾病的基础针方。随后根据个体病例的差异，通过对电热针基础针方的合理调整来达到差异化辨证施治的目的。

## 第一节 消化系统疾病基础针方

### 一、电热针主穴

①中脘、建里、足三里、三阴交，主要用于胃、食道、十二指肠病变；配穴随证加减。

②天枢、足三里、三阴交，主要用于小肠、结直肠病变；配穴随证加减。

### 二、毫针配穴

水道（双）、提托（双）、关元、曲池（双）。

## 三、方义

夏老在脾胃病的临床治疗实践中强调固护正气、扶正祛邪，非常重视脾胃的补和调。《素问·经脉别论》有云："饮入于胃，游溢精气，上输于脾，脾气散精，上归于肺……水精四布、五经并行"；《灵枢·营卫生会篇》中有云："人受气于谷，谷入于胃，以传与肺，五脏六腑皆以受气"；《脾胃论·脾胃胜衰论》中有云："胃中元气盛，则能食而不伤，过时而不饥。脾胃俱旺，则能食而肥。脾胃俱虚，则不能食而瘦"。脾与胃通过经脉相互络属而构成表里关系，脾为脏、胃为腑；脾喜燥恶湿、胃喜润恶燥；脾气主升、胃气主降；脾主运化、胃主受纳。在水谷的受纳、腐熟、消化以及精微物质的化生、输布以及糟粕排出的过程中，脾胃对立统一、协同配合；病理状态下，脾胃互相影响，胃病可以及脾，脾病也可及胃，最后形成脾胃同病的转归。所以，在临床中常脾胃同论、同调、同治。胃下连小肠、大肠，均为传化之腑，腑气相通，胃的受纳降浊功能，与小肠的分清泌浊、大肠的传导糟粕功能密切结合，水谷糟粕才能得以下行。肠的功能实际上是脾胃升清降浊功能的延伸和体现。肝随脾升，胆随胃降，肝木疏土，助其运化，脾土营木，成其疏泄。脾为后天，肾为先天，相互为用，转相滋养。脾虚化源衰少，则五脏精少而肾失所藏；肾虚阳气衰少，则中土失于温煦，脾胃升降失司，纳运不健，脾胃功能的健旺与肝肾关系尤为密切。

夏老在对脾胃病的病因认识上，有外感、内伤、情志、先天禀赋、虫积外伤等，其中以饮食内伤及情志因素为主因。病机上，以脾胃虚寒、肝郁脾虚为主要病机，兼见气血阴阳虚衰、气滞血瘀痰浊等。夏老认同"百病从虚而入"，推崇"元气之充足，皆由脾胃之气无所伤，而后能滋养元气，若胃气之本弱，饮食自倍，则脾胃之气损伤，而元气亦不能充，而诸病之所由生也"的观点，认为脾胃扮演着统驭诸脏腑生理功能发挥和病理演变转归的重要角色。脾胃病变不仅影响脾胃受纳运化水谷精微的功能，导致本脏腑诸多病证，也能影响其他脏腑，而其他脏腑病变亦能影响脾胃。

因此，夏老以电热针治疗消化系统疾病，电热针取穴足三里、三阴交、中脘、建里以扶正补脾健胃。足三里既为足阳明胃经之合穴，又为胃腑之下合穴，"合治内腑"。电热针刺足三里，以温通经络、调和气血、强脾健胃。三阴交为肝脾肾三经之交会穴，并归属脾经，电热针直刺三阴交，不仅温补调理脾胃气血，还能调补肝肾，从而达到全身性调整，增强机体抗病能力，有利于疾病的恢复。中脘为胃之募穴、八会穴之腑会，能健运中洲，理气止痛。建里穴具有健脾和胃的功效，能够促进食欲，健运脾胃，补人体之虚。天枢穴属足阳明胃经，大肠经之募穴，胃经气血旺盛，大肠经气血的主要来源于天枢，天枢穴邻近脾胃，脾胃居于中焦，是气机运行之枢纽，电热针针刺天枢，以理气健脾，调理气机。

以电热针取穴治疗消化系统疾病的同时，夏老亦非常重视毫针配穴，认为消化系统疾病凡腹中不适，毫针配穴也皆应以扶正为主，其独创扶正五穴：关元，水道（双），提托（双），无论虚实、有形无形，皆可用之。曲池穴为手阳明大肠经合穴，五行属土，合治内腑，故可清泻阳明，清利湿热，电热针针刺曲池，以清热利湿，祛风解毒。在其他毫针常用配穴方面，夏老亦选用血海、阴陵泉起到活血化瘀、利水化痰之功效。胃痛甚者，加内关、公孙；胃胀痞满者，加天枢、气海；嗳气吞酸，加上巨虚、丘墟；痰湿重者，加丰隆、上巨虚；两胁胀满者，加期门；胸闷不舒者，加膻中。胃胀痞满者，加天枢、梁门；局部水肿，加水分、复溜。湿热伤中者，加内庭、曲池；肾阳虚衰者，加肾俞、命门；慢性泄泻者，加脾俞、足三里，胃下垂者，加气海、内关、百会穴；湿热壅滞者，加阴陵泉、内庭；气滞血瘀者，加太冲、血海，阴寒内盛者，加公孙、神阙。

# 第二节 呼吸系统疾病基础针方

## 一、电热针主穴

曲池、丰隆、足三里、三阴交；配穴随证加减。

## 二、毫针配穴

关元，水道（双），提托（双）、中脘、下脘、气海；配穴随证加减。

## 三、方义

中医将本病归于"咳嗽""痰饮""肺胀""喘证""肺痿"等范畴。呼吸系统疾病，病因种类繁多，病理演变复杂，夏老认为本病主要为本虚标实，以肺脾肾为主的脏腑功能失调和痰瘀的影响。

### 1）肺虚

肺为娇脏，为华盖，主气司呼吸，六淫外邪自口鼻、皮毛而入，最易犯肺，造成肺宣降失调，上逆而为咳，气机升降失调则为喘，肺气壅滞则致肺气满胀。久则肺虚，肺虚则令气失所主，肺气亏虚，推动无力，气血运行涩滞，肺络闭塞。肺为储痰之器，肺脏虚损无力，气不布津，而致津气严重耗伤，津液布散不畅，肺失濡养，肺叶枯萎。肺主行水，为水之上源，以肃降为顺，气行则水宜行，肺痿者，肺叶焦枯，散精不利，停聚生痰饮，痰饮又阻滞气血运行。

### 2）脾虚

肺主气，脾益气，脾为后天之本，肺金之母，脾主运化水湿，为气血生化之源，将摄入人体的水谷化作精微物质，并传输到其他脏腑，若脾气亏虚，运化功能下降，精微化生乏源，脏腑失于充养，肺脾俱虚，卫外更弱，外邪加重疾病的进展。脾为生痰之源，脾虚运化水液失常，水湿聚为痰饮，贮藏于肺，形成病理产物。

3）肾虚

肾主水液，肾之阳气能温煦和推动水液代谢，肾阳不足则不能温煦脾阳，脾肾阳虚则水液运化失常，水液停居于体内而形成湿邪，致使肺宣发肃降功能受到抑制。肾为气之根，气为肺所主，若病久肺虚及肾，金不生水，致肾气衰微，肾不纳气归元，则喘息越加严重，呼吸气短，气虚推动无力则血脉瘀阻，瘀血阻新，更至肺肾两虚。

4）血瘀

肺朝百脉，主治节，肺虚虚乏力无以运血，则血行不畅。肺脾气虚，气不摄血，则易成离经之血，致血瘀形成，血脉瘀阻，则肺疾益甚。

5）痰浊

肺气壅滞，脾失健运，津液输布失常，聚而成痰，痰壅于肺，阻塞肺气，影响肺的气机升降，肾虚无法蒸腾，痰浊更易滞留，痰浊反过来变为一种致病的"邪气"，而变成"宿根"。中医治疗疾病既着眼于引起疾病的特定病因，又注重调整恢复人体正气，以及疾病发展过程特定阶段出现的病理改变，并非"头痛医头，脚痛医脚"，"见咳止咳"，而是针对病因，结合整体全面综合治疗。此外注重个体化，根据患者不同的体质、心理、环境等辨证论治。最终目的是"以平为期"，即阴阳平衡、气血和调、脏腑功能协调，使人体恢复到原来结构与功能的"有序"状态。

夏老师认为人体某一部位患病，必与其他相关脏腑组织相关联，所以在治疗局部病变的同时，也须从整体出发。《素问·阴阳应象大论》篇曰："故善用针者，从阴引阳，从阳引阴；以右治左，以左治右"；《素问·五常政大论》曰："气反者，病在上，取之下；病在下，取之上；病在中，傍取之。"夏老师认为针灸不是简单的哪疼扎哪，头痛针头、脚痛针脚，而要在整体观念指导下确定针灸治疗的原则。

因此，夏老以电热针治疗呼吸系统疾病，电热针取穴足三里、三阴交、丰隆、曲池。足三里既为足阳明胃经之合穴，又为胃腑之下合穴，"合治内腑"，电热针刺足三里，以温通经络、调和气血、强脾健胃；三阴交为肝脾肾三经之交会穴，并归属脾经，电热针直刺三阴交，不仅温补调理脾胃气血。还能调补肝肾，从而达到全身性调整，增强机体抗病能力，有利于疾病的恢复。丰隆穴为足阳明胃经化痰之要穴，有祛痰平喘之功效，用于咳嗽痰多气喘之症。曲池穴为大肠经合穴，肺与大肠相表里，针刺曲池穴能起到很好的清肺热作用。

夏老认为呼吸系统疾病多为本虚标实之证，本虚应该扶正，其独创扶正五穴：关元，水道（双），提托（双），无论虚实、有形无形，皆可用之，同时中脘、下脘、气海、关元四穴引火归元，大补元气，中脘下脘调理中焦，手太阴肺经起于中焦，故能调理肺气肃降，同时中脘与丰隆是一个很有效的穴对，中脘为胃之募穴，八脉之腑会，丰隆为胃之络穴，通脾经，化痰祛湿最强，两穴相配培土生金，以断痰生之源；标实应驱邪，验穴左通天，经渠、大都为止咳验穴，效果奇特，通天穴能使上下相通，肺气宣发，太阳经在表主开，《百症赋》说通天能开通肺窍，止咳化痰：经渠调肺气之升降，大都补脾气之不足，故用于久咳不愈；肺腧，尺泽，俞府，天突皆为宣通肺气，止咳化痰之要穴，公孙加强补脾，太溪补肾，通过同时补养先天和后天，增强免疫力，提升自身自愈能力，起到扶正以驱邪。头痛配风池，百会，胸闷配膻中，便秘配支沟，失眠配神门，腹胀配合谷，恶心呕吐配内关，咽痛配廉泉。

# 第三节 生殖系统疾病基础针方

## 一、电热针主穴

足三里、太冲、太溪、三阴交；配穴随证加减。

## 二、毫针配穴

天枢、丰隆、梁丘、子宫（双）、卵巢（双）、百会、四神聪；配穴随证加减。

## 三、方义

女性生殖系统疾病多与肾、肝、脾有密切关系，治疗以"调肝，扶脾，养肾"为法。夏老在妇科生殖疾病的诊疗方面具有独特的效验。《素问.上古天真论》"女子七岁，肾气盛，齿更发长；二七而天癸至，任脉通，太冲脉盛，月事以时下，故有子；三七，肾气平均，故真牙生而长极；四七筋骨坚发长极，身体盛壮；五七，阳明脉衰，面始焦，发始堕；六七，三阳脉衰于上，面皆焦，发始白；七七任脉虚，太冲脉衰少，天癸竭，地道不通，故形坏而无子也。"南齐《褚氏遗书》："合男女必当其年……女虽十四而天癸至，必二十而嫁，皆欲阴阳气完实而交合，则交而孕，孕则育，育而为子，坚壮强寿。"

夏老始终坚持"调肝，扶脾，养肾"为法，以"调冲任"为本。如益气养血、补肾调经、温经散寒、调理冲任、疏肝理气、清热调经。夏老认为"治肝、脾、肾即是治冲任，养血即可调冲任"。对于妇科疾患多为经、带、胎、产、杂，根据以上女性七七之说、生育之生理，肾在月经产生的过程中以肾为主导。肾藏精，主生殖。是指具有生成、贮藏和施泄精气的作用，发挥其化生月经、主生殖的功能。肾为天癸之源。"血之源头在于肾""气之根，肾中之真阳也；血之根，肾中之真阴也"。"经水出诸肾"，"经本于肾"。肝藏血、主疏泄，喜调达，恶抑郁。在月经的产生中，肝血下注冲任，司血海之定期蓄溢，参与月经周期、经期和经量的调节。脾（胃）主运化、为后天之本、气血生化之源；主中气，其气主升；主统血。胃主受纳，为水谷之海，乃多气多血之腑。《女科经纶》曰"妇人经水与乳，俱由脾胃所生"，足阳明胃经与冲脉会于气街，故"冲脉隶于阳明"。

夏老在电热针临床取穴及腧穴配伍方面，"善用合穴"，如足三里穴、曲池穴（手足阳明经）。"重用原穴"如太冲、太溪穴；尤其注重原络配穴与俞募配穴。电热针取穴常以"三阴交、足三里和曲池穴"为基础穴。足三里和三阴交调理冲任、培补肝肾、健脾补血；太溪、太冲补益肝肾，培元固本。

毫针取穴方面，子宫、卵巢为经外奇穴，取之可调养胞宫、卵巢，为治疗不孕之效穴。带脉为足少阳胆经穴，主治月经不调、经闭等，可祛湿化痰，为妇科常用穴。天枢、丰隆、梁丘、为足阳明胃经穴位，均有健脾化痰调经之功。百会、四神聪，调理神志，安冲任。

其他配穴方面，血海活血化瘀，次髎调经促孕。带下多，加带脉穴、关元穴；肝郁者加太冲、期门；肾虚者，加太溪；胸胁胀痛，加膻中、内关；月经过多，加隐白；痛经者，加中极、归来、地机；腹胀者，加天枢、足三里。取背部俞穴培补肾精，补充肾气。气海，子宫、卵巢调养胞宫、卵巢，调经促卵。带脉可祛湿化痰。中脘穴、天枢、丰隆、梁丘、健脾化痰调经之功。百会、四神聪、膻中调理神志，调理气机、安冲任；血海活血化瘀，次髎调经促孕。最终达到健脾补肾，调经促孕的功效。崩漏，加关元、三阴交、血海、膈俞；小腹痛甚：天枢、归来；胸腹胀甚：内关、期门；头痛眩晕：印堂、太阳；乳房胀痛：内关、期门；情志异常烦躁易怒：水沟、神庭。

# 第四节 内分泌系统疾病基础针方

## 一、电热针主穴

三阴交、胰俞、中脘、足三里、梁门；配穴随证加减。

## 二、毫针配穴

气海、关元、肾俞、脾俞、曲池、血海；配穴随证加减。

## 三、方义

内分泌系统疾病在中医属气血津液病证范畴，认为标在气血津液，本在脏腑。气血是人体生命活动的重要物质基础，气血不足，使气主煦之、血主濡之的功能减弱，从而影响脏腑正常的生理活动，而脏腑的病变又进一步削弱气血的功能。气虚失运，可致气滞痰凝、气滞血瘀；血虚失常可至瘀血阻滞，不但可以出现疼痛、症瘕积聚，还能导致气滞、痰湿、水停等继发性病变。津液是人体正常水液的总称，也是维持人体生理活动的重要物质。津液的生成、输布、排泄任何一个环节失常都会引起相应的病变，而出现种种症候。津液濡养脏腑，脏腑参与津液的代谢，津液代谢失常多继发于脏腑的病变，而失常的津液代谢会反过来加剧脏腑的病变，促使病情进一步恶化，久则伤及脾肾阳气，以致病情反复，缠绵难愈。

夏老认为气属阳，血津液属阴，阴或阳过剩和有余，或为阴盛，或为阳盛。阴胜则寒，阳胜则热，阴盛可转化为水湿痰饮，阳盛也可转化为瘀滞燥结。阴或阳的偏衰和不足，或为阴虚或为阳虚，阳虚则寒，阴虚则热，故应补其不足。整体观念、辨证论治是中意的诊疗特点，中医认为人是一个有机的整体，局部病变是整体病理反应的一部分。阴阳平衡是人体进行正常生理活动的基础，而阴阳失去平衡，是人体病理状态的一个共同特征。所以平调阴阳是治疗一切疾病，立法、选方、遣药的总原则，以达到"阴平阳秘，精神乃治"治疗的目的。夏老临床耕耘70余载，擅长用针药结合的方法治疗常见的内分泌疾病。急则治其标、缓则治其本，在针药联合治疗内分泌疾病上积累了丰富的经验。夏老认为针药联合通过"调整阴阳，损其有余、补其不足"来治疗内分泌疾病的，通过经络－神经－内分泌作用通道，来双相调节激素分泌水平，对人体进行良性的调节，达到阴平阳秘的疗效。

夏老在电热针取穴上以滋阴补肾为主，电热针针刺三阴交、胰俞，根据证型的偏颇上消加肺俞，中消加胃俞，下消加肾俞。电热针针刺中脘、足三里、三阴交、梁门，气虚者加气海、关元，痰湿重者用丰隆，脾肾两虚明显者用电热针针刺脾俞、肾俞。电热针围刺瘿肿附近的阿是穴、廉泉、夹廉泉、合谷、太冲以行气活血。局部阿是穴围刺为主，加上活血的血海，同时用电热针针刺足三里、三阴交、曲池以健脾清热和胃；缓则治其本，缓解期电热针除了针刺足三里、曲池还加中脘、气海以加强健脾运脾的功效。

# 第五节 神经系统疾病基础针方

## 一、电热针主穴

曲池、足三里、三阴交、百会、四神聪、中脘、气海；配穴随证加减。

## 二、毫针配穴

风池、合谷、太冲、阳陵泉；配穴随证加减。

## 三、方义

神经系统疾病是神经系统和骨骼肌由于感染、肿瘤、血管病变、外伤、中毒、免疫障碍、变性、遗传、先天发育异常、营养缺陷、代谢障碍等引起的疾病。

神经系统疾病的主要临床表现为运动、感觉、反射、自主神经以及高级神经活动机能障碍。临床症状按其发病机制可分为四组：①缺损症状，之神经阻滞受损时，正常神经功能减弱或缺失，如内囊病变导致对侧肢体偏瘫、偏身感觉障碍和偏盲；②刺激症状，指神经组织受激惹后所产生的国度兴奋表现，如大脑皮层运动区受刺激一起部分性运动发作；③释放症状，之高级中枢受损后，受其制约的低级中枢出现功能亢进，如上运动神经元损伤可出现锥体束征，表现为肌张力增高、腱反射亢进、病理反射阳性；④休克症状，指中枢神经系统局部的急性严重病变，引起在功能上与受损部位有密切联系的远隔部位神经功能短暂缺失，如急性脊髓横贯损伤时，病变水平以下变现迟缓性瘫痪，即脊髓休克，休克期过后，逐渐出现神经缺损和释放症状。

夏老在临床取穴及腧穴配伍方面，常以电热针针刺百会、四神聪，因其均位于巅顶部，通过督脉内入络脑，乃局部取穴以醒脑、宁神、定惊；曲池为手阳明大肠经之合穴，足三里为足阳明胃经穴，为调补大穴，二穴共用具有健脾益气化痰，补气养血之效；三阴交为脾经经穴，且为肝脾肾三经之会穴，电热针直刺三阴交，不仅滋阴养血，还能调补肝肾，从而通调全身气血，诸穴合用共奏补益肝肾，熄风止痉之功。中脘、气海为奇经八脉之任脉经穴，二穴可双向调节以益气运脾，生发阳气。

毫针取穴多以风池祛风宁神定痉。合谷、太冲相配属"开四关"法，可通行气血，调和阴阳。肝藏血、主筋，阳陵泉为筋之会穴，可养血柔筋、舒筋通络。

其他配穴方面，肺热津伤加鱼际、尺泽清肺润燥。湿热浸淫加阴陵泉、中极利湿清热。肝肾亏虚加肝俞、肾俞、太冲、太溪补益肝肾。眼支痛加丝竹空、阳白；上颌支痛加颧髎、迎香；下颌支痛加承浆、颊车、翳风；风寒加列缺疏风散寒；风热加曲池、外关疏风清热；气血瘀滞加内关、三阴交活血化瘀。面部腧穴可直达病所，疏调局部经筋气血，活血通络；合谷为手阳明经原穴，主治面口疾病（面口合谷收），与翳风相配可祛风通络；风寒证加风池祛风散寒；抬眉困难加攒竹；鼻唇沟变浅加迎香；人中沟歪斜加水沟；颌唇沟歪斜加承浆。

## 第六节 肿瘤疾病基础针方

### 一、电热针主穴

曲池、足三里、三阴交、督脉主穴、天枢、中脘、建里；配穴随证加减。

### 二、毫针配穴

关元、水道、提托、肺俞、脾俞、肾俞、气海、神门、内关、关元、太溪；配穴随证加减。

### 三、方义

很多肿瘤疾病的形成被认为是气血虚弱，正气不足，而后邪气居之所致。大都是晚期病人，伴有远处转移，或经手术、化疗、放疗、靶向治疗，或未经其他治疗，自己延误所致，体质虚弱，消瘦，纳呆食少，焦虑抑郁。是肿瘤病人体内正气与病邪长期斗争，不断消耗所致，即所谓："精气夺则虚"。对这种病人就要按照《灵枢·经脉》中所说的："虚则补之"进行施治。

夏老认为电热针的温补作用，体现在其选用特定穴的同时，调节好温度，使针刺效应与恒温共同作用于腧穴经络，进而调整其相应脏腑之功能，使之恢复正常状态，脾胃得健，肝肾得补，营养即可得以补充，同时，电热针通过"特定穴"可以直接起到补气补血的作用，脏腑气血得以修复补充，正气得以恢复，就可以战胜邪气，抑制慢性疾病病程的发展，避免病灶的转移、扩散。

夏老在电热针治疗肿瘤疾病的取穴上多以曲池、足三里、三阴交、天枢、中脘、建里为主。足三里是足阳明胃经合土穴、胃下合穴，可补脏腑之虚损，具有健脾益气、培元扶正、调理气机、平衡阴阳、通经活络的作用；同时，足三里穴又有降逆气化浊，通调肠腑之效。针刺足三里穴既能激发经络之气，又能调动胃腑之气，起到益气养血、增强脏腑功能的作用，可起到健胃和中，降逆调理气机的作用，有效减轻患者化疗后的胃肠道反应。曲池为手阳明大肠经合穴，是大肠经气最充盛的部位，善宣行气血，治疗脏腑气机失调，补中焦而益上焦，具有调整内脏的功能，调肠腑、畅气血、通经络，调节机体免疫功能，调节胃肠蠕动，促进消化酶的分泌。三阴交为足太阴脾经、足少阴肾经、足厥阴肝经三阴经交会穴，具有健脾和胃、调补肝肾、气血双补之功。针刺足三里、三阴交治疗肿瘤患者化疗造成的白细胞降低效果良好，可以有效地保护骨髓造血功能，升高白细胞和淋巴细胞数目。曲池、足三里、三阴交合用可健运脾胃、调和气血、扶正培元。根据夏老多年临床和实验研究所得，将三穴配伍使用能有效提升机体自身免疫功能、对治疗多种癌症以及其他慢性疾病均有卓效。

督脉为阳脉之海,循行于背,对全身的阳经脉气起着统帅和督促的作用。针刺督脉具有疏经活络、调节脏腑气血平衡的功效。针刺督脉经穴可调节全身脏腑功能,疏通阻滞经脉之气血。中脘为任脉穴、胃之募穴,为六腑之会,为足阳明胃、任脉、手太阳小肠、少阳三焦之会。夏老认为电热针针刺中脘具有健运脾胃,消化水谷,升清降浊,温通腑气之功效,健脾益气,用于补后天之本。可调理中焦之气机,能补能通,是肿瘤治疗的主穴。建里为任脉穴,居脾胃之气生成之处,夏老认为电热针针刺建里具有健脾和胃、通降腑气之功,常与中脘联用。天枢为阳明胃经腧穴,为大肠之募穴,腹气之街,分理水谷之糟粕。夏老认为电热针针刺天枢具有消导积滞,调益脾气之功效。

# 第七节 电热针针药并用常用方剂及化裁

夏老对于大部分重症顽症,在进行电热针配合毫针治疗的同时,常采用针药并用的方法,联合中医经典方剂进行治疗,并对方剂进行针对性的加减化裁,可以有效提高疗效及缩短疗程。

## 一、四君子汤

夏老治疗消化系统病证,处方常以四君子汤化裁。

四君子汤:出自《太平惠民和剂局方》,组成党参、白术、茯苓、炙甘草,为经典的健脾益气之剂,主治脾胃气虚证。方中人参为君,甘温益气,健脾养胃,白术苦温,健脾燥湿,为臣;茯苓甘淡,健脾渗湿,为佐;炙甘草,益气和中,调和诸药为使。夏老常以之作为调理脾胃的基础处方并随证加减。

●胃脘胀满者,常加佛手、木香等行气宽中。

● 饮食积滞者，以焦三仙和胃消食。

● 痰湿中阻者，以法半夏、陈皮健脾化痰。

● 胃脘疼痛者，加元胡、砂仁和胃止痛。

● 湿热内蕴者，加蒲公英、半枝莲、白花蛇舌草清热解毒利湿。

● 气滞血瘀者，加三棱、莪术活血化瘀。

● 体虚久病者，常以太子参、黄芪益气扶正。

● 脾胃虚寒重者，加干姜、肉桂。

● 幽门螺旋杆菌感染者，常用黄连、蒲公英、半枝莲、白花蛇舌草。

● 息肉为有形之邪，常加半枝莲、白花蛇舌草、山慈菇、地丁、土茯苓以清热解毒、利湿消肿，以三棱、莪术活血化瘀、消癥散结。

## 二、麻杏石甘汤

夏老治疗呼吸系统病证，处方常以麻杏石甘汤化裁。

麻杏石甘汤出自《伤寒论》，原治太阳病，发汗未愈，风寒入里化热，"汗出而喘"者。目前在外感疾病中应用比较广泛，临床上不管是外感寒邪郁而化热，还是温邪上受，外感引动伏邪，凡是外邪导致的肺气郁闭的症状，不论是上呼吸道感染，还是鼻炎、支气管炎、哮喘、肺炎，以本方加减治疗，都能获效。方中麻黄辛甘温，宣肺解表而平喘，石膏辛甘大寒，清泄肺胃之热以生津，两药相配，既能宣肺，又能泄热。当以"透"为主，以"清"为辅时，麻黄用量比例较大，石膏的用量比例相对较小。如果无汗出，肺经郁热比较重，病人肺部炎症、肺部实变严重时，可重用生石膏，配伍小剂量麻黄，重在清透肺热。杏仁苦降肺气，止咳平喘，既助石膏沉降下行，又助麻黄泻肺热。炙甘草顾护胃气，防石膏之大寒伤胃，调和麻黄、石膏之寒温。夏老常以之作为基础处方并随证加减。

● 肺热甚，壮热汗出者，宜加重石膏，加桑白皮、黄芩、知母以清泄肺热。

●表邪偏重，无汗而恶寒，石膏用量宜减轻，加薄荷、苏叶、桑叶等以助解表宣肺之力。

●痰多气急，可加葶苈子、枇杷叶以降气化痰。

●痰黄稠而胸闷者，加瓜蒌、贝母、黄芩、桔梗以清热化痰，宽胸利膈。

●肺虚者，合生脉散加减补肺益气。

●脾虚者，合六君子汤加减健脾益气。

●肾虚者，合六味地黄丸加减补益肾气。

●血瘀者，合血府逐瘀汤加减活血化瘀。

## 三、金匮肾气丸

夏老治疗呼吸系统病证，处方常以金匮肾气丸化裁。

金匮肾气丸出自《金匮要略》，又名八味肾气丸。金匮肾气丸是为肾阳不足之证而设，故以补肾助阳为法，"益火之源，以消阴翳"，辅以利水渗湿。方用桂枝、附子温肾助阳，熟地黄、山茱萸、淮山药滋补肝、脾、肾三脏之阴，阴阳相生，刚柔相济，使肾之元气生化无穷；再以泽泻、茯苓利水渗湿，牡丹皮擅入血分，伍桂枝可调血分之滞。诸药合用，助阳之弱以化水，滋阴之虚以生气，使肾阳振奋，气化复常。夏老认为金匮肾气丸合四君子汤，治疗脾肾两虚型不孕症及月经不调效果颇佳；夏老常以之作为基础处方并随证加减。

●畏寒肢冷者，可将桂枝改为肉桂，并加重桂、附之量。

●若用于性欲低下，可加淫羊藿、补骨脂、巴戟天等以助壮阳起痿之力。

●痰饮咳喘者，加干姜、细辛、半夏等以温肺化饮。

●呕吐，加法半夏、苏梗以降逆止呕。

●胸膈痞满者，加枳壳、陈皮以行气宽胸。

●心悸失眠者，加远志、酸枣仁以宁心安神。

●若畏寒肢冷，脘腹疼痛者，加干姜、附子以温中祛寒。

## 四、四物汤

夏老治疗肝肾阴虚型月经不调，处方常以四物汤化裁。

四物汤出自《太平惠民和剂局方》，以熟地、白芍阴柔补血之品（血中血药）与辛香的当归、川芎（血中气药）相配，动静结合，补血而不滞血，活血而不伤血，为妇科之圣方。二方合用滋补肝肾，清泄虚火，补血活血，冲任条畅，月经可通。夏老认为四物汤合杞菊地黄丸，治疗肝肾阴虚型月经不调效果颇佳。夏老常以之作为基础处方并随证加减。

●止痛加元胡 10-15g；血瘀者加三棱、莪术 6-10g。

●烦躁者：加柴胡、郁金。

●失眠者：加酸枣仁、合欢皮、夜交藤。

●记忆力下降者：加石菖蒲。

●头晕者：加天麻、钩藤、石决明、白芍。

●汗多者：加浮小麦、糯稻根、生牡蛎。

●五心烦热者：加生地黄、龟板、地骨皮。

●气短乏力者：加党参、黄芪。

●心悸者可：加龙骨、茯神。

●虚烦少寐心悸，加夜交藤、柏子仁。

●虚热者，加青蒿、鳖甲。

## 五、温胆汤

夏老治疗脾胃虚弱、痰浊中阻型肥胖，处方常以温胆汤化裁。

温胆汤出自《三因极一病证方论》，健脾和胃、理气化痰。方中主药半夏燥湿化痰，降逆和胃；佐以陈皮、枳实、厚朴理气化痰，气顺则痰自消；茯苓利湿健脾，湿去则痰不生；白术、山药健脾和胃，使以甘草益脾和中，调和药性，生姜、大枣和脾胃以制半夏之毒；泽泻益肾利湿，生山楂与绞股蓝合用消食化痰浊，党参益气，佛手芳香化湿醒脾，枸杞子补益肝肾。夏老常以之作为基础处方并随证加减。

● 头昏沉、活动后气短、乏力减轻，舌质淡，苔白，脉缓：去川芎行气活血药。加枳壳 10g 以理气健脾。

● 乏力明显者加党参、黄芪，血瘀甚者加丹参。

● 睡眠差多梦早醒者加酸枣仁、夜交藤。

## 六、六味地黄汤

夏老治疗糖尿病，处方常以六味地黄汤化裁。

六味地黄汤出自钱乙的《小儿药证直诀》，主要功效是滋阴补肾。用于肾阴亏损，腰膝酸软，消渴等症。消渴患者阴虚为本，燥热为标。夏老认为六味地黄汤中熟地过于滋腻，其补益太过故换成具有清补兼施的生地。取其滋阴清热，补肾益精之效，为君药。山药补脾养胃，补肾涩精；山茱萸补益肝肾，并能涩精固脱，共为臣药。茯苓渗湿健脾，助山药健运；泽泻利湿泄热；牡丹皮清泄虚热，并制山萸肉之温性，共为佐药；加上知母清热泻火、滋阴润燥；清虚热之黄柏，益肾固精止涩之黄精、菟丝子；滋补肝肾之女贞子；脾胃为后天之本，用党参、白术健脾益气；诸药合用，共奏清肺泻火补益肝肾之功。夏老常以之作为基础处方并随证加减。

● 气虚甚者加黄芪 30g 以滋生化之源。

● 阴虚火旺甚者加知母 10g、黄柏 15g。

● 腰膝酸软明显者加黄精 15g。

●阴血不足者加女贞子 9g。

## 七、苓桂术甘汤

夏老治疗高脂血症，处方常以苓桂术甘汤化裁。

苓桂术甘汤出自《金匮要略》，方中桂枝通阳化饮，茯苓、白术健脾行水，山药、薏苡仁健脾利湿，绞股蓝、红曲健脾化浊祛湿，干姜温胃散寒化饮，枳壳理气消痞，夜交藤、酸枣仁养血安神，木香、砂仁行气宽中、芳香醒脾，甘草调和诸药；诸药合用，共奏健脾利湿，温阳化浊之功。夏老认为苓桂术甘汤中药性平和，既能温化痰湿，又能振奋脾阳，是健脾祛湿的良方。临床治疗脾胃虚弱的高脂血症疗效颇佳。夏老常以之作为基础处方并随证加减。

●若中气不足明显加党参 9g。
●阳气衰微加附子 6-10g 温阳暖肾。
●气滞痞满加莱菔子 10-15g。
●兼瘀者加丹参 6-10g。

## 八、海藻玉壶汤

夏老治疗甲状腺结节，处方常以海藻玉壶汤化裁。

海藻玉壶汤出自《外科正宗》，理气化痰、活血化瘀、消瘿散结。海藻玉壶汤以海藻、海带、昆布软坚化痰、消瘿散结，为君药；配以半夏燥湿化痰、消痞散结；贝母化痰散结；陈皮、青皮疏肝理气；川芎、当归养血活血；独活通经活络；连翘清热解毒，消肿散结；郁金行气解郁，三棱、莪术破血逐瘀行气，山慈菇解毒散结消肿，甘草调和诸药。诸药配伍，共奏理气化痰、活血化瘀、消瘿散结之功。夏老常以之作为基础处方并随证加减。

●夏老认为瘿瘤久病肯定夹瘀，应在组方中加上软坚散结活血逐瘀的山慈菇、三菱、莪术以提高疗效。

●患者兼夹不同，如平素体虚乏力，应加党参，白术，茯苓各 10-15g、甘草 6-10g 以健脾益气。

●平素情绪波动应柴胡 9g、郁金 10-15g。

●脾虚甚者加山药 15g。

## 九、犀角汤

夏老治疗高尿酸血症和痛风，处方常以犀角汤化裁。

犀角汤出自《备急千金要方》，清热消肿、活血止痛。方中用苦咸寒的水牛角为君，清热凉血而解毒；寒咸辛的山羊角具有散瘀止痛、活血的功效；栀子、黄芩清泻胃热，桃仁、红花活血化瘀；升麻、白花蛇舌草清热解毒凉血；生薏苡仁健脾清热利湿；大黄引浊邪下行；前胡、射干清热解毒化痰泻浊；诸药合用，清胃泻热、活血止痛。急则治其标，本方配伍特点是凉血与活血利湿并用，使热清痛止。痛风缓解期，血尿酸水平仍高，夏老认为缓则治其本，换清平二胃散，清胃散清胃经积热，平胃散燥湿运脾、行气和胃，两方合用，有清胃运脾、利湿祛热之功效。

## 十、苍附导痰丸

夏老治疗痰湿型多囊卵巢综合征，处方常以苍附导痰丸化裁。

苍附导痰丸出自《叶天士女科诊治秘方》，茯苓健脾利湿，半夏、南星燥湿化痰、降逆止呕，陈皮、枳壳理气和胃的；甘草调和诸药，苍术化湿浊、祛风散寒的；香附行气活血的；生姜温中开胃。全方健脾化痰除湿，通络调经助孕。夏老认苍附导痰丸，治疗痰湿型多囊卵巢综合征、月经后期、不孕症等效果确切。夏老常以之作为基础处方并随证加减。

●若月经不行，为顽痰闭塞者，可加浙贝母、海藻、石菖蒲软坚散结，化痰开窍。

●痰湿已化，血滞不行者，加川芎、当归活血通络。

●脾虚痰湿不化者，加白术、党参以健脾祛湿。

●胸膈满闷者，加郁金、薤白以行气解郁。

## 十一、杞菊地黄丸

夏老治疗外阴白斑，处方常以杞菊地黄丸化裁。

杞菊地黄丸出自《医级》，熟地黄滋阴养血、益肾填精，为补肝肾、益精血之要药，酒萸肉善补益肝肾；麸炒山药善养阴益气、补脾肺肾，平补气阴之要药；枸杞子善补肝肾而益精明目；菊花善疏风清热、平肝明目。牡丹皮清热凉血、退虚热；茯苓善健脾、渗利水湿，助山药健脾益肾而不留湿；泽泻善泄相火、渗利湿浊，防熟地滋腻生湿。诸药合用，共奏滋补肝肾明目之功。四君子汤出自《太平惠民和剂局方》，人参为君，夏老用党参，甘温益气，健脾养胃。臣以苦温之白术，健脾燥湿，加强益气助运之力；佐以甘淡茯苓，健脾渗湿，苓术相配，则健脾祛湿之功益著。使以炙甘草，益气和中，调和诸药。四药配伍，共奏益气健脾之功。夏老认为杞菊地黄丸合四君子汤可健脾补气养血，补益肝肾。夏老常以之作为基础处方并随证加减。

●加丹参30g加强活血化瘀。

●红景天15g，益气活血通脉通痹。

●夏枯草15g、石决明30g清肝热。

●煅赭石30g平肝潜阳。

●全蝎6g、炒僵蚕10g平肝熄风，搜风通络，解痉止痛。

●白鲜皮15g、蛇床子10g清热燥湿、祛风解毒、杀虫止痒。

●炒莱菔子10g消食除胀。

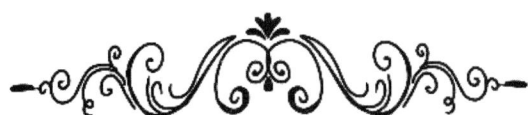

# 下篇 夏玉清电热针临证验案分析

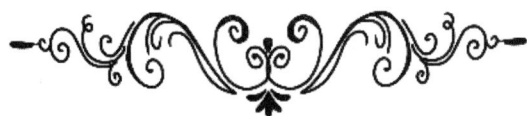

# 第五章 消化系统疾病

## 第一节 慢性萎缩性胃炎

### 一、诊治经验

萎缩性胃炎也称慢性萎缩性胃炎，以胃黏膜上皮和腺体萎缩，数目减少，胃黏膜变薄，黏膜基层增厚，或伴幽门腺化生和肠腺化生，或有不典型增生为特征的慢性消化系统疾病。常表现为上腹部隐痛、胀满、嗳气，食欲不振，或消瘦、贫血等，无特异性。是一种多致病因素性疾病或癌前病变。萎缩性胃炎的临床表现不仅缺乏特异性，而且与病变程度并不完全一致。常出现以下临床表现：胃脘部胀满；胃脘部疼痛；烧心及消化不良症状；大便异常及虚弱症状；贫血。其病因与幽门螺杆菌感染、不良饮食习惯、免疫因素、胆汁或十二指肠液反流、体质及遗传因素等均有关系。

夏老认为，慢性萎缩性胃炎患者多为脾胃虚弱、饮食不节导致脾阳不足，中焦虚寒、胃脘失温养，故胃脘部不适，不喜冷食品；脾虚中寒，水不运化而上逆，故反酸；脾主肌肉而健运四旁，中阳不振。则健运无权，肌肉筋脉皆失其温养，所以乏力，手足不温。舌质暗红，苔白，脉缓为脾胃虚弱之象。综观舌脉症，辨病为胃病，证属脾胃虚寒。因此，夏老以电热针治疗萎缩性胃炎伴肠化、不典型增生此类癌前病变，电热针组穴：足三里、三阴交、中脘、建里以扶正补脾。足三里既为足阳明胃经之合穴，又为胃腑之下合穴，"合治内腑"，电热针刺足三里，以温通经络、调和气血、强脾健胃；三阴交为肝脾肾三经之交会穴，并归属脾经，电热针直刺三阴交，不仅温补调理脾胃气血。还能调补肝肾，从而达到全身性调整，增强机体抗病能力，有利于疾病的恢复。中脘为胃之募穴、八会穴之腑会，能健运中洲，理气止痛。而建里穴具有健脾和胃的功效，能够促进食欲，健运脾胃，补人体之虚。

## 二、临证验案

案一 吴某，女，57岁，2020年3月28日初诊

●主诉：胃脘部不适11年。

患者于11年前出现胃部不适，多隐隐作痛、不喜冷食品、乏力，经过治疗不见好转，此后上述症状时轻时重，2019年6月4日症状明显加重，做胃镜示：慢性萎缩性胃炎、幽门螺杆菌（＋）/ 胃黏膜病理：（窦P）黏膜轻度慢性炎症，固有腺体减少，黏膜肌增生，淋巴细胞聚集，局灶上皮肠化伴重度不典型增生，符合慢性浅表萎缩性胃炎。（2019.01.13）。刻下症见：胃部隐痛，食后尤甚，不喜食冷，神疲乏力。否认食物药物过敏史。出生于北京，工作、生活于此地，无烟酒不良嗜好。14岁月经初潮，月经周期28～30天，经期5～7天，27岁结婚，配偶体健，育1女。否认家族遗传病病史。望诊：有神，形体端正，行动自如，舌暗红，苔薄白。闻诊：发音自然，无病体异味。切诊：皮肤温、湿润，手足凉。

●证候分析：脾阳不足，中焦虚寒、胃脘失温养，证属脾胃虚寒。

●中医诊断：胃痛（脾胃虚寒型）。

●西医诊断：慢性萎缩性胃炎。

●电热针治法：温中散寒、健脾和胃。

针方：电热针取穴：足三里（双）、三阴交（双）、中脘、建里。毫针取穴：梁门（双）、曲池（双）、合谷（双）、外关（双）、阴陵泉（双）、太溪（双）、太冲（双）、水道（双）、提托（双）、关元、天枢（双）。操作：选定穴位，常规皮肤消毒。使用电热针不施补泻手法，直刺足三里、三阴交、中脘、建里，刺入深度 0.5-0.6 寸，接通电热针仪器，电流量调至：50-55mA，以温热或舒适为度。使用毫针直刺曲池（双）、合谷（双）、外关（双）、阴陵泉（双）、太溪（双），刺入深度 0.5-0.6 寸；延经络循行方向与水平 30° 角斜刺水道（双）、提托（双）、关元、天枢（双）、梁门（双）。留针 30 分钟。疗程：1 周 5 次，10 次为 1 个周期。

●中药治法：温中散寒、健脾和胃。以《太平惠民和剂局方》四君子汤加减。

处方：党参 20g、白术 15g、云苓 15g、元胡 15g、砂仁 15g，半枝莲 30g、山慈姑 20g、白花蛇舌草 30g、焦三仙 15g、山药 15g、薏苡仁 15g、三棱 6g、莪术 6g、干姜 6g、黄连 15g、代赭石 15g、甘草 6g。上方每日 1 剂，水煎服，早晚各 1 次。

连续治疗 90 次后复查胃镜示：慢性胃炎／病理（窦 P）黏膜轻度慢性炎，固体减少，黏膜肌增生（2020.12.20）。

按：夏氏电热针治疗萎缩性胃炎伴肠化、不典型增生此类癌前病变，电热针组穴：足三里、三阴交、中脘、建里以扶正补脾。足三里既为足阳明胃经之合穴，又为胃腑之下合穴，"合治内腑"，电热针刺足三里，以温通经络、调和气血、强脾健胃；三阴交为肝脾肾三经之交会穴，并归属脾经，电热针直刺三阴交，不仅温补调理脾胃气血。还能调补肝肾，从而达到全身性调整，增强机体抗病能力，有利于疾病的恢复。中脘为胃之募穴、八会穴之腑会，能健运中洲，理气止痛。而建里穴具有健脾和胃的功效，能够促进食欲，健运脾胃，补人体之虚。四君子汤出自《太平惠民和剂局方》，方中白术、茯苓理气化湿；人参健脾益气；甘草调和诸药合用，共奏健脾理气、行气通络之功。夏老认为四君子汤中人参为回阳救逆之药，其温补之力过于彪悍，而党参善能补脾益肺，功似人参而性平力稍，自拟党参汤：党参，白术，茯苓各10-15g、甘草6-10g。临床治疗胃痛、萎缩性胃炎疗效颇佳；止痛加元胡10-15g、砂仁10-15g；气滞痞满加枳壳10-15g、莱菔子10-15g；脾虚甚者加山药15g；血瘀者加三棱、莪术6-10g。

# 第二节 慢性胃炎

## 一、诊治经验

慢性胃炎系指不同病因引起的各种慢性胃黏膜炎性病变，是一种常见病，其发病率在各种胃病中居首位。自纤维内镜广泛应用以来，对本病认识有明显提高。常见慢性浅表性胃炎、慢性糜烂性胃炎和慢性萎缩性胃炎。后者黏膜肠上皮化生，常累及贲门，伴有G细胞丧失和胃泌素分泌减少，也可累及胃体，伴有泌酸腺的丧失，导致胃酸，胃蛋白酶和内源性因子的减少。慢性胃炎缺乏特异性症状，症状的轻重与胃黏膜的病变程度并非一致。大多数病人常无症状或有程度不同的消化不良症状如上腹隐痛、食欲减退、餐后饱胀、反酸等。慢性萎缩性胃炎患者可有贫血、消瘦、舌炎、腹泻等，个别病人伴黏膜糜烂者上腹痛较明显，并可有出血，如呕血、黑便。症状常常反复发作，无规律性腹痛，疼痛经常出现于进食过程中或餐后，多数位于上腹部、脐周、部分患者部位不固定，轻者间歇性隐痛或钝痛、严重者为剧烈绞痛。其病因与幽门螺杆菌感染、刺激性食物药物、口腔、咽部的慢性感染和胆汁反流等因素有关。

夏老认为，慢性胃炎患者多为脾胃虚弱，加之饮食不节，导致脾阳不足、中焦虚寒、胃脘失温养，故见胃痛；脾主运化，饮食物依赖脾胃运化腐熟，脾胃失于健运，水谷不化积聚于胃部，故见胃胀；脾虚中寒，水不运化而上逆，故反酸；脾主升清，脾虚精微不能上达于口，故见口干、咽部不适。舌胖、色暗红，苔白，脉弦细亦为脾胃虚弱之象。四诊合参，辨病为胃脘痛，证属脾胃虚寒。因此，夏老以电热针治疗胃脘部疾患，如胃息肉、胃炎、肠化生及不典型增生等电热针组穴常选取：足三里、三阴交、中脘、建里以扶正补脾。足三里穴是足阳明胃经合土穴，胃下合穴，针刺足三里穴既能激发经络之气，又能调动胃腑之气，起到益气养血，增强脏腑功能的作用。三阴交穴为足三阴经交会穴，具有健脾理气、补肝益肾、气血双补之功，通三阴，通调肝、脾、肾三经气血。中脘穴为胃之募穴、八会穴之腑会，针刺可健运中焦、和胃通腹。建里穴具有健脾和胃的功效，健运脾胃，补益人体之虚。

## 二、临证验案

案一 李某，男，49 岁，2019 年 8 月 12 日初诊

● 主诉：胃痛、胃胀 1 月余。

患者 1 月余前自觉胃脘部疼痛，伴进食后胃胀，经胃镜检查提示胃多发息肉、慢性浅表性胃炎。刻下症见：时有胃痛、胃胀，反流，口干，大便日 2 次，成形软便，夜间易出汗。否认食物药物过敏史。出生于北京，工作、生活于此地，无烟酒不良嗜好。24 岁结婚，配偶体健，育 1 女。否认家族遗传病病史。望诊：有神，形体端正，行动自如，舌胖，色暗红，苔白。闻诊：发音自然，无病体异味。切诊：皮肤温、湿润，脉弦细。

●证候分析：脾阳不足、中焦虚寒、胃脘失温养，证属脾胃虚寒。

●中医诊断：胃脘痛（脾胃虚寒型）。

●西医诊断：胃息肉 慢性胃炎。

●电热针治法：健脾温中、化痰散结。

针方：电热针取穴：足三里（双）、三阴交（双）、中脘、建里。毫针取穴：滑肉门（双）、天枢（双）、关元、水道（双）、提托（双）、曲池（双）、合谷（双）、外关（双）、血海（双）、阴陵泉（双）、太溪（双）、太冲（双）。操作：选定穴位，常规皮肤消毒。使用电热针不施补泻手法，直刺足三里、三阴交、中脘、建里，刺入深度0.5-0.6寸，接通电热针仪器，电流量调至：55-60mA，以温热或舒适为度。使用毫针直刺曲池（双）、合谷（双）、外关（双）、天枢（双）、血海（双）、阴陵泉（双）、太溪（双）、太冲（双），刺入深度0.5-0.6寸；延经络循行方向与水平30°角斜刺滑肉门（双）、关元、水道（双）、提托（双），刺入深度0.5-0.6寸。留针30分钟。疗程：1周5次，10次为1个周期，连续治疗90次为一个疗程。

●中药治法：健脾温中、化痰散结。

处方：党参15g、白术15g、茯苓15g、元胡15g、砂仁10g、莱菔子10g、木香10g、黄芪30g、太子参15g、法半夏6g、陈皮10g、瓦楞子15g、干姜6g、半枝莲30g、蒲公英20g、白花蛇舌草30g、焦三仙15g、黄连15g、甘草6g。上方每日1剂，水煎服，早晚各1次。

一个疗程后，患者胃痛、胃胀大减，舌质红，苔薄白，脉弦细，去木香、莱菔子，加枳壳10g、厚朴10g以健脾理气，再服14剂，无不适症状、另无新增症状，后以上方加减，梦多易醒加夜交藤、酸枣仁、生龙骨。

按：夏氏电热针治疗胃脘部疾患，如胃息肉、胃炎、肠化生及不典型增生等电热针组穴常选取：足三里、三阴交、中脘、建里以扶正补脾。足三里穴是足阳明胃经合土穴，胃下合穴，针刺足三里穴既能激发经络之气，又能调动胃腑之气，起到益气养血，增强脏腑功能的作用。三阴交穴为足三阴经交会穴，具有健脾理气、补肝益肾、气血双补之功，通三阴，通调肝、脾、肾三经气血。中脘穴为胃之募穴、八会穴之腑会，针刺可健运中焦、和胃通腹。建里穴具有健脾和胃的功效，健运脾胃，补益人体之虚。夏老认为息肉复发原因在于胃内适宜息肉生长的环境没有改变，因此仅仅通过手术切除的方法无法改变患者胃内环境，故无法彻底杜绝息肉再发，只有通过调整患者自身体质，从根本上改变患者胃部内环境，才能达到彻底治疗息肉的目的。夏氏采用自创党参汤，即：党参、白术、茯苓、甘草，治疗脾胃方面疾患。方中党参健脾益气，白术、茯苓健脾理气化湿，甘草调和诸药，常作为调理脾胃的基础方药。患者胃脘部疼痛，加元胡、砂仁和胃止痛，胃胀加加莱菔子、木香行气宽中，法半夏、陈皮健脾化湿，瓦楞子抑酸护胃，干姜温中和胃止呕，焦三仙和胃消食，蒲公英、半枝莲、白花蛇舌草清热解毒、利湿消肿，黄连针对幽门螺旋杆菌治疗，加太子参、黄芪益气扶正。

# 第三节 胃息肉

## 一、诊治经验

胃息肉一般指胃粘膜上皮发生的局限性病变，向胃腔内突出隆起，包括增生性息肉、炎症性息肉、腺瘤、间皮瘤、错构瘤等一系列疾病的统称。由于部分胃息肉具有一定的癌变几率，所以胃息肉通常被认为属于胃癌的癌前病变。本病早期或无并发症时多无临床症状。有症状时常表现为上腹隐痛、腹胀、不适，少数可出现恶心、呕吐。合并糜烂或溃疡者可有上消化道出血，多表现为粪潜血试验阳性或黑便，呕血较为少见。位于幽门部的带蒂息肉，可脱入幽门管或十二指肠，而出现幽门梗阻。生长于贲门附近的息肉可有吞咽困难。

夏老认为，慢性胃炎患者多嗜食肥甘厚腻、饮食不节，脾胃运化失司，痰浊水饮不化，日久积聚于胃肠，痰湿水饮为有形重浊之物，需气的运行推动循环周身，若气滞、气虚无力推动则痰液水湿聚集成瘤，有形之邪进一步阻滞无形之气，阻滞于胃脘部故见胃胀，本病反复日久不愈。舌质暗红，苔白腻，脉弦亦为痰瘀内阻、气滞不通之象。四诊合参，本病为痞满，证属气郁湿阻、痰瘀互结。

因此，夏老以电热针治疗胃息肉，组穴常选取足三里、三阴交、中脘、建里以扶正补脾。足三里穴是足阳明胃经合土穴，胃下合穴，可补脏腑之虚损，具有健脾益气、培元扶正、调理气机、平衡阴阳、通经活络的作用。三阴交为肝脾肾三经之交会穴，并归属脾经，电热针直刺足三里、三阴交，不仅温补调理脾胃气血，亦可调补肝肾，从而达到全身性调整，增强机体抗病能力，有利于疾病的恢复。中脘穴为胃之募穴、八会穴之腑会，针刺可健运中焦、和胃通腹。建里穴具有健脾和胃的功效，健运脾胃，补益人体之虚。

## 二、临证验案

案一 王某某，女，62 岁，2020 年 11 月 5 日初诊

● 主诉：发现胃多发息肉 10 年

患者于 2010 年 10 月 14 日体检胃经检查发现多发息肉并行切除术，后每年复查胃镜均息肉再生，予切除，时有胃脘部胀满感。今年胃肠镜检查发现胃息肉、肠息肉，予切除，术后服用康复新液。刻下症见：胃脘部胀满，偶觉乏力，余无不适。否认食物药物过敏史。出生于北京，工作、生活于此地，无烟酒不良嗜好。13 岁月经初潮，月经周期 28-30 天，经期 5-7 天，20 岁结婚，配偶体健，育 2 子。否认家族遗传病病

史。望诊：有神，形体端正，行动自如，舌暗红，苔白腻。闻诊：发音自然，无病体异味。切诊：皮肤温、湿润，脉弦。

● 证候分析：痞满，证属气郁湿阻、痰瘀互结。

● 中医诊断：痞满（气郁湿阻、痰瘀互结）。

● 西医诊断：胃多发息肉。

● 电热针治法：健脾益气、化痰逐瘀。

针方：电热针取穴：足三里（双）、三阴交（双）、中脘、建里。毫针取穴：滑肉门（双）、天枢（双）、关元、水道（双）、提托（双）、曲池（双）、合谷（双）、外关（双）、血海（双）、阴陵泉（双）、太溪（双）、太冲（双）。操作：选定穴位，常规皮肤消毒。使用电热针不施补泻手法，直刺足三里、三阴交、中脘、建里，刺入深度0.5-0.6寸。接通电热针仪器，电流量调至：55-60mA，以温热或舒适为度。使用毫针直刺曲池（双）、合谷（双）、外关（双）、天枢（双）、血海（双）、阴陵泉（双）、太溪（双）、太冲（双），刺入深度0.5-0.6寸；延经络循行方向与水平30°角斜刺滑肉门（双）、关元、水道（双）、提托（双），刺入深度0.5-0.6寸。留针30分钟。疗程：1周5次，10次为1个周期，连续治疗90次为一个疗程。

● 中药治法：健脾益气、化痰逐瘀。

处方：党参15g、白术15g、茯苓15g、太子参15g、黄芪15g、佛手10g、山药15g，半枝莲20g、白花蛇舌草20g、栀子10g、蒲公英15g、三棱6g、莪术6g、焦三仙各15g、甘草6g。上方每日1剂，水煎服，早晚各1次。

一个疗程后，患者胃脘部胀满明显减轻，舌质淡红，苔白，脉弦，继服前方10剂。后患者诉慢性泌尿系感染，近日小便疼，仍偶有乏力，加知母、黄柏、滑石、金银花清热通利小便，增加太子参、黄芪用量，各30g。再服7剂，无不适症状、另无新增症状。

按：夏氏电热针治疗胃脘部疾患，如胃息肉、胃炎、肠化生及不典型增生等电热针组穴常选取：足三里、三阴交、中脘、建里以扶正补脾。足三里穴是足阳明胃经合土穴，胃下合穴，可补脏腑之虚损，具有健脾益气、培元扶正、调理气机、平衡阴阳、通经活络的作用。三阴交为肝脾肾三经之交会穴，并归属脾经，电热针直刺足三里、三阴交，不仅温补调理脾胃气血，亦可调补肝肾，从而达到全身性调整，增强机体抗病能力，有利于疾病的恢复。中脘穴为胃之募穴、八会穴之腑会，针刺可健运中焦和胃通腹。建里穴具有健脾和胃的功效，健运脾胃，补益人体之虚。曲池穴是手阳明大肠经的合土穴，是大肠经气最充盛的部位，善宣行气血，治疗脏腑气机失调，具有调整内脏的功能。夏老认为息肉复发原因在于胃内适宜息肉生长的环境没有改变，因此仅仅通过手术切除的方法无法改变患者胃内环境，故无法彻底杜绝息肉再发，只有通过调整患者自身体质，从根本上改变患者胃部内环境，才能达到彻底治疗息肉的目的。夏氏采用自创党参汤，即：党参、白术、茯苓、甘草，治疗脾胃方面疾患。方中党参健脾益气，白术、茯苓健脾理气化湿，甘草调和诸药，常作为调理脾胃的基础方药。患者胃脘部胀满不舒，加佛手理气宽中，焦三仙和胃消食；蒲公英、半枝莲、白花蛇舌草清热解毒、利湿消肿；三棱、莪术活血化瘀；栀子清热燥湿，清利脾胃湿热。该患者虽以痰瘀气滞实邪为主，但病程日久，湿困脾土，且伴有周身乏力，正气亦亏，故加太子参、黄芪益气扶正。

# 第四节 胃溃疡

## 一、诊治经验

胃溃疡是指发生在胃角、胃窦、贲门和裂孔疝等部位的溃疡，是消化性溃疡的一种。由于胃溃疡和十二指肠溃疡的病因和临床症状有许多相似之处，有时难以区分是胃溃疡还是十二指肠溃疡，因此往往诊断为消化性溃疡，或胃、十二指肠溃疡。如果能明确溃疡在胃或十二指肠，那就可直接诊断为胃溃疡或十二指肠溃疡。上腹部疼痛是本病的主要症状。多位于上腹部，也可出现在左上腹部或胸骨、剑突后。常呈隐痛、钝痛、胀痛、烧灼样痛。胃溃疡的疼痛多在餐后 1 小时内出现，经 1～2 小时后逐渐缓解，直至下餐进食后再复现上述节律。部分患者可无症状，或以出血、穿孔等并发症作为首发症状。究其病因，一般认为与药物及饮食因素、胃酸和胃蛋白酶、应激精神因素、遗传因素及胃运动异常等因素相关。

夏老认为，胃溃疡患者多脾胃虚弱、饮食不节导致脾阳不足，中焦虚寒、胃脘失温养，故胃脘痛、胃胀，不能进食寒凉之物；脾虚中寒，水不运化而上逆，故反酸；脾主肌肉四肢，脾虚中阳不振，则健运无权，肌肉筋脉失养，故乏力、手足不温。舌质暗红，苔薄白，脉细为脾胃虚弱之象。综观舌脉症，辨病为胃脘痛，证属脾胃虚寒。

因此，夏老以电热针治疗胃溃疡，组穴常选取足三里、三阴交、中脘、建里以扶正补脾。足三里既为足阳明胃经之合穴，又为胃腑之下合穴，"合治内腑"，电热针刺足三里，以温通经络、调和气血、强脾健胃；三阴交为肝脾肾三经之交会穴，并归属脾经，电热针直刺三阴交，不仅温补调理脾胃气血。还能调补肝肾，从而达到全身性调整，增强机体抗病能力，有利于疾病的恢复。中脘穴为胃之募穴、八会穴之腑会，能健运中焦，理气止痛。建里穴具有健脾和胃的功效，能够促进食欲，健运脾胃，补人体之虚。

## 二、临证验案

案一 贾某某，女，64 岁，2018 年 5 月 12 日初诊

●主诉：胃脘部不适 3 年，加重 3 月。

患者间断胃脘部不适，胀满，不能进食寒凉食物，胃部疼痛，已发现 3 年。近 3 个月加重，经胃镜确诊为胃溃疡，浅表性萎缩性胃炎（病理示：中度肠化），反流性食管炎，食管疝，经过西药治疗现仍胃脘部不适。刻下症见：胃脘部疼痛，胃胀，不能进食寒凉，反酸，偶觉乏力。否认食物药物过敏史。出生于北京，工作、生活于此地，无烟酒不良嗜好。15 岁月经初潮，月经周期 28-30 天，经期 5-7 天，24 岁结婚，配偶体健，育有 2 女。否认家族遗传病病史。望诊：有神，形体端正，行动自如，舌暗红，苔薄白。闻诊：发音自然，无病体异味。切诊：皮肤温、湿润，手足凉，脉细。

●证候分析：脾阳不足，中焦虚寒、胃脘失温养，辨病为胃脘痛，证属脾胃虚寒。

●中医诊断：胃脘痛（脾胃虚寒型）。

●西医诊断：胃溃疡 慢性萎缩性胃炎（伴肠化）。

●电热针治法：温中散寒、健脾和胃。

针方：电热针取穴：足三里（双）、三阴交（双）、中脘、建里。毫针取穴：滑肉门（双）、天枢（双）、关元、水道（双）、提托（双）、曲池（双）、合谷（双）、外关（双）、血海（双）、阴陵泉（双）、太溪（双）、太冲（双）。操作：选定穴位，常规皮肤消毒。使用电热针不施补泻手法，直刺足三里、三阴交、中脘、建里，刺入深度 0.5-0.6 寸。接通电热针仪器，电流量调至：55-60mA，以温热或可耐受为度。使用毫针直刺曲池（双）、合谷（双）、外关（双）、血海（双）、阴陵泉（双）、太溪（双）、太冲（双），刺入深度 0.5-0.6 寸；延经络循行方向与水平 30° 角斜刺滑肉门（双）、天枢（双）、关元、水道（双）、提托（双），刺入深度 0.5-0.6 寸。留针 30 分钟。疗程：1 周 5 次，10 次为 1 个疗程，连续治疗 90 次。

●中药治法：温中散寒、健脾和胃。

处方：党参 20g、炒白术 15g、茯苓 15g、乌贼骨 15g、元胡 15g、砂仁 10g,法半夏 10g、陈皮 10g、枳壳 10g、炒薏苡仁 20g、半枝莲 30g、山药 15g、佛手 10g、山慈姑 30g、白花蛇舌草 30g、半枝莲 30g、甘草 6g。上方每日 1 剂，水煎服，早晚各 1 次。

一个疗程后复查胃镜示：慢性浅表萎缩性胃炎。（2018.9.10）。患者胃脘部不适较前减轻，但仍不思饮食，偶见胃部胀满，双腿酸软乏力，大便日 1 次，无不消化气味，舌淡红，苔薄白，脉沉细。加瓦楞子 10g、白芍 15g、红花 6g、焦山楂 15g、焦神曲 15g、焦麦芽 15g，再服 14 剂，无不适症状、另无新增症状，后以上方加减，梦多易醒加夜交藤、酸枣仁；乏力加太子参、黄芪、当归。

按：夏老电热针治疗胃溃疡，电热针组穴：足三里、三阴交、中脘、建里以扶正补脾。足三里既为足阳明胃经之合穴，又为胃腑之下合穴，"合治内腑"，电热针刺足三里，以温通经络、调和气血、强脾健胃；三阴交为肝脾肾三经之交会穴，并归属脾经，电热针直刺三阴交，不仅温补调理脾胃气血。还能调补肝肾，从而达到全身性调整，增强机体抗病能力，有利于疾病的恢复。中脘穴为胃之募穴、八会穴之腑会，能健运中焦，理气止痛。建里穴具有健脾和胃的功效，能够促进食欲，健运脾胃，补人体之虚。夏老认为四君子汤中人参为回阳救逆之药，其温补之力过于彪悍，而党参善能补脾益肺，功似人参而性平力缓，自拟党参汤：党参，白术，茯苓各 10-15g、甘草 6-10g。临床治疗胃溃疡、萎缩性胃炎疗效颇佳。止痛加元胡 10-15g、砂仁 10-15g；反酸加乌贼骨 15g，气滞痞满加佛手 10-15g、枳壳 10-15g、莱菔子 10-15g；脾虚甚者加山药 15g；血瘀者加红花、三棱、莪术 6-10g、幽门螺旋杆菌阳性加黄连 15g，肠化生加白花蛇舌草 20-30g、山慈菇 20-30g。

# 第五节 肝硬化

## 一、诊治经验

肝硬化是临床常见的慢性进行性肝病，由一种或多种病因长期或反复作用形成的弥漫性肝损害。在我国大多数为肝炎后肝硬化，少部分为酒精性肝硬化和血吸虫性肝硬化。病理组织学上有广泛的肝细胞坏死、残存肝细胞结节性再生、结缔组织增生与纤维隔形成，导致肝小叶结构破坏和假小叶形成，肝脏逐渐变形、变硬而发展为肝硬化。早期由于肝脏代偿功能较强可无明显症状，后期则以肝功能损害和门脉高压为主要表现，并有多系统受累，晚期常出现上消化道出血、肝性脑病、继发感染、脾功能亢进、腹水、癌变等并发症。肝硬化的临床表现在代偿期可有轻度乏力、腹胀、肝脾轻度大、轻度黄疸、肝掌、蜘蛛痣等。在失代偿期有肝功损害及门脉高压症候群，如全身乏力、消瘦、面色晦暗，尿少、下肢水肿；食欲减退、腹胀、胃肠功能紊乱甚至吸收不良综合征，肝源性糖尿病，可出现多尿、多食等症状。还可有出血倾向及贫血、内分泌障碍、低蛋白血症、门脉高压等。

夏老认为，肝硬化患者平素多嗜酒，酒为湿热之品，久之湿热内生，脾胃受损，运化不利，滞于中焦，脾困日久，而致脾虚不能运化水湿，脾虚水泛故见双下肢水肿，且土壅木郁而致肝气郁滞，久之则气滞血瘀水停，瘀血水湿停于腹中，则发为鼓胀。结合舌暗淡，苔白腻，脉沉细数，均为脾虚水泛、气滞血瘀、正气败伤、气血水邪盛之象。综观舌脉症，辨病为鼓胀，证属脾虚水泛、气滞血瘀。

因此，夏老以电热针治疗胃溃疡，组穴常选取足三里、三阴交、天枢以扶正补脾理气。电热针直刺足三里，以温通经络、调和气血、强脾健胃、健脾利湿；电热针直刺三阴交，温补调理脾胃气血、调补肝肾、增强机体抗病能力，有利于疾病的恢复。天枢穴属足阳明胃经，大肠经之募穴，胃经气血旺盛，大肠经气血的主要来源于天枢，天枢穴邻近脾胃，脾胃居于中焦，是气机运行之枢纽，电热针针刺天枢，以理气健脾，调理气机。

## 二、临证验案

案一 高某，男，65 岁，2018 年 5 月 21 日初诊

● 主诉：酗酒 20 年余，腹部胀大 1 月余。

患者酗酒 20 年余，饮酒量半斤 / 日，近 4 年饮酒量增多至 1 斤 / 日。患者自 2016 年 7 月起反复出现腹部胀大，食欲减退。肝炎分型（8 项）：乙肝 e 抗体：0.75 阳性；乙肝核心抗体 8.75 阳性 (2016-09-04)。腹部彩超提示：1、肝大，肝脏弥漫性病变 2、胆囊壁水肿 胆囊息肉样病变（2016-10-29）。腹部 CT+ 增强：大量腹水，少量胸腔积液（2017-07-18）。西医医院明确诊断为：酒精性肝硬化失代偿期 Child-Pugh B 级、胆汁淤积性肝炎。刻下症见：腹部胀大，时有反酸烧心，可平卧，乏力，无恶心呕吐，无头晕头痛，双下肢肿痛，双脚脚趾麻木胀痛，食欲减退，偶有排气，大便日 1 行，小便不畅，量少，尿色黄，眠差。近期体重未见明显下降。腹部膨隆明显，表面静脉曲张，无压痛、反跳痛和肌紧张，移动性浊音（＋），莫非氏征（－），麦氏点无压痛，肝大，肝脾区叩痛（－），双肾无叩痛；双下肢轻度水肿，无明显活动障碍；舌质暗淡，苔白腻，脉细数沉。否认食物药物过敏史。出生于北京，工作、生活于此地，无吸烟史，酗酒 20 余年。适龄结婚，育有 1 子，儿子及配偶体健。否认家族遗传病病史。望诊：有神，形体端正，无明显活动障碍，舌质暗淡，苔白腻。闻诊：发音自然，无病体异味。切诊：皮肤

温、湿润，手足凉。

●证候分析：脾虚水泛，气滞血瘀证。

●中医诊断：臌胀病（脾虚水泛，气滞血瘀证）。

●西医诊断：酒精性肝硬化失代偿期 Child-Push B 级；腹腔积液；胸腔积液。

●电热针治法：健脾利水、活血行气。

针方：电热针取穴：足三里（双）、三阴交（双）、天枢（双）毫针取穴：梁门（双）、曲池（双）、合谷（双）、外关（双）、阴陵泉（双）、太溪（双）、太冲（双）、水道（双）、提托（双）、关元、天枢（双）、中脘、建里。操作：选定穴位，常规皮肤消毒。使用电热针不施补泻手法，直刺足三里、三阴交、天枢，刺入深度 0.5-0.6 寸，接通电热针仪器，电流量调至：45-50mA，以温热或舒适为度。使用毫针直刺曲池（双）、合谷（双）、外关（双）、阴陵泉（双）、太溪（双），刺入深度 0.5-0.6 寸；延经络循行方向与水平 30° 角斜刺水道（双）、提托（双）、关元、中脘、建里、梁门（双）。留针 30 分钟。疗程：1 周 5 次，10 次为 1 个周期，连续治疗 90 次为一个疗程。

●中药治法：健脾利水、活血行气为法。以《伤寒论》五苓散加减。

处方：党参 20g、白术 15g、云苓 15g、元胡 15g、夜交藤 20g、猪苓 10g、黄芪 30g、白花蛇舌草 30g、泽泻 15g、郁金 15g、薏苡仁 15g、三棱 6g、莪术 6g、桂枝 10g、仙鹤草 10g、甘草 6g。上方每日 1 剂，水煎服，早晚各 1 次。

一个疗程后复查腹部超声：肝轻度弥漫性病变；胆壁增厚、毛糙（2019-3-16）。患者腹胀大减，下肢浮肿不明显，舌质暗淡，苔白腻，脉细数沉。加枳壳 10g、莱菔子 10g、焦三仙 10g 以理气消胀增纳，再服 30 剂，无不适症状、另无新增症状，后以上方加减，小便灼热加金钱草、茵陈；乏力加太子参、黄芪、当归。

按：夏氏电热针治疗肝硬化，电热针组穴：足三里、三阴交、天枢以扶正补脾理气。电热针直刺足三里，以温通经络、调和气血、强脾健胃、健脾利湿；电热针直刺三阴交，温补调理脾胃气血、调补肝肾、增强机体抗病能力，有利于疾病的恢复。天枢穴属足阳明胃经，大肠经之募穴，胃经气血旺盛，大肠经气血的主要来源于天枢，天枢穴邻近脾胃，脾胃居于中焦，是气机运行之枢纽，电热针针刺天枢，以理气健脾，调理气机。五苓散出自《伤寒论》。本方原治太阳表邪未解，内传太阳之腑，以致膀胱气化不利，遂成太阳经腑同病之"蓄水证"。方中重用泽泻，利水渗湿；茯苓、猪苓甘淡利水，健脾渗湿；白术健脾祛湿；桂枝助阳化气，解表散寒；五药合用，使水行气化，表解脾健，蓄水留饮自除。夏老认为酒精性肝硬化，病位在脾胃肝胆，病之关键责之于脾胃。证属本虚标实。以脾气虚为本，气滞、血瘀、水湿为标。故运用自拟党参汤加重党参之量、配伍黄芪30g以补脾气重视补虚治本。夏老认为黄芪而言15g以下的一般量，升阳作用较好；30g左右的量一般补益脾肺之气较常用，临床上夏老善用黄芪补脾肺之气，黄芪补气作用快，党参、黄芪补脾益气相须为用。五苓散加白花蛇舌草、薏苡仁健脾渗湿利水、水湿之邪从小便而出。舌质暗淡、水停日久致瘀加三棱、莪术。仙鹤草扶正培本。

# 第六节 胆结石

## 一、诊治经验

胆结石又称胆石症，是指胆道系统包括胆囊或胆管内发生结石的疾病；胆道感染是属于常见的疾病。按发病部位分为胆囊炎和胆管炎。结石在胆囊内形成后，可刺激胆囊黏膜，不仅可引起胆囊的慢性炎症，而且当结石嵌顿在胆囊颈部或胆囊管后,还可以引起继发感染,导致胆囊的急性炎症。由于结石对胆囊黏膜的慢性刺激,还可能导致胆囊癌的发生。其症状取决于结石的大小和部位,以及有无阻塞和炎症等。部分胆囊结石患者终身无症状,即所谓隐性结石。较大的胆囊结石可引起中上腹或右上腹闷胀不适,嗳气和厌食油腻食物等消化不良症状。肝胆管结石以左叶肝管居多,肝左外叶上、下段肝胆管汇合处的胆管略为膨大、结石多停留在该处,右侧肝胆管结石多见于右后叶胆管内。临床特点多表现为腹痛、发冷、发热、黄疸反复发作的病史;肝功能有损害,而胆囊功能可能正常。反复发作期可出现多种肝功能异常,间歇期碱性磷酸酶上升;久病不愈可致肝叶分段发生萎缩和肝纤维化等。究其病因,一般认为与不运动、体质肥胖、不吃早餐、肝硬化等因素有关。

夏老认为,胆结石患者平素多为脾胃虚弱,加之饮食不节,损伤于脾胃,脾失健运,脾虚湿浊内生,蕴而化热,湿热内蕴,湿热煎熬胆汁结为砂石,砂石阻塞胆道,而出现中上腹部绞痛。舌淡红,苔黄腻,脉弦滑,为肝胆湿热之象。四诊合参,本病辨病为"胆胀",病位主要在脾肝胆,病性以实为主,辨证为肝胆湿热证。

因此,夏老以电热针治疗胆结石,组穴常选取足三里、三阴交、曲池以益气补脾、清热利湿。电热针直刺足三里,以补中益气、调理脾胃、健脾利湿;电热针直刺三阴交,滋养肝肾、健脾养胃;曲池穴为手阳明大肠经合穴,五行属土,合治内腑,故可清泻阳明,清利湿热,电热针针刺曲池,以清热利湿,祛风解毒。夏老认为电热针扶正、毫针祛邪,毫针直刺行间、阴陵泉清肝胆湿热;毫针直刺丘墟、太冲疏肝利胆、消肿止痛;毫针直刺胆囊、日月利胆止痛。针灸治疗以扶正为主,胆道疾病急性期1周不宜使用电热针温补,以运用毫针直刺足三里、三阴交、曲池驱邪为主,兼以扶正。另有扶正五穴:关元,水道(双),提托(双)顾护腹脏。凡腹中不适,无论虚实、有形无形,皆可用之。

对于腹腔各类疾病疗效颇佳。

## 二、临证验案

案一 高某，男，75 岁，2020 年 8 月 28 日初诊

●主诉：间断中上腹疼痛 10 天。

患者 10 天前无明显诱因出现中上腹剧烈绞痛，可放射至右肩背，生化全项提示肝功及胆红素异常，腹部彩超提示梗阻性黄疸，肝外胆管扩张，胆囊结石合并胆泥形成。刻下症见：间断中上腹疼痛，身目小便黄，食后腹胀、呃逆、汗出，口干口渴，喜热饮，无心慌胸闷，无恶心呕吐，无反酸烧心，纳少，眠可，小便可，大便量少，色正常。近期体重无明显下降。否认食物药物过敏史。出生于北京，工作、生活于此地，无吸烟史，酗酒 20 余年。适龄结婚，育有 1 女，配偶及女儿体健。否认家族遗传病病史。望诊：有神，形体端正，舌淡红，苔黄腻，脉弦滑。闻诊：发音自然，无病体异味。切诊：皮肤温、湿润，手足凉。

●证候分析：肝胆湿热证。

●中医诊断：胆胀病（肝胆湿热证）。

●西医诊断：胆石症。

●电热针治法：清热利湿、益气补脾。

针方：电热针取穴：足三里（双）、三阴交（双）、曲池。毫针取穴：梁门（双）、天枢（双）、合谷（双）、外关（双）、阴陵泉（双）、太溪（双）、太冲（双）、行间（双）、丘墟（双）、水道（双）、提托（双）、关元、天枢（双）、中脘、建里。操作：选定穴位，常规皮肤消毒。使用电热针不施补泻手法，直刺足三里、三阴交、曲池，刺入深度 0.5-0.6 寸，接通电热针仪器，电流量调至：45-50mA，以温热或舒适为度。使用毫针直刺天枢（双）、合谷（双）、外关（双）、阴陵泉（双）、太溪（双）、行间（双）、丘墟（双），刺入深度 0.5-0.6 寸；延经络循

行方向与水平 30° 角斜刺水道（双）、提托（双）、关元、中脘、建里、梁门（双）。留针 30 分钟。疗程：1 周 5 次，10 次为 1 个周期，连续治疗 90 次为一个疗程。

●中药治法：湿热利湿、益气补脾法。以《伤寒论》茵陈蒿汤加减。

处方：茵陈 15g 栀子 15g 大黄 15g 金钱草 10g 海金沙 10g 柴胡 10g 郁金 10g 白芍 30g 鸡内金 15g 黄芩 10g 半夏 6g 蒲公英 10g、金银花 10g 元胡 10g 党参 10g、白术 10g、甘草 10g、云苓 10g、白花蛇舌草 30g。上方每日 1 剂，水煎服，早晚各 1 次。

一个疗程后复查腹部超声：胆囊增大，肝外胆管扩；胆壁增厚、毛糙（2022 年 3 月 16 日）。患者腹痛、腹胀症状明显好转，偶有腹部隐痛，口干、口渴，舌质淡，苔白微腻，脉细弱。茵陈、栀子、大黄改为各 10g；党参、白术、云苓改为各 15g；加太子参 30g 以补脾益气为主，兼清湿热。再服 30 剂，无不适症状、另无新增症状，后以上方加减，便秘加番泻叶、火麻仁；反酸加代赭石。

按：夏氏电热针治疗胆囊病变，电热针组穴：足三里、三阴交、曲池以益气补脾、清热利湿。电热针直刺足三里，以补中益气、调理脾胃、健脾利湿；电热针直刺三阴交，滋养肝肾、健脾养胃；曲池穴为手阳明大肠经合穴，五行属土，合治内腑，故可清泻阳明，清利湿热，电热针针刺曲池，以清热利湿，祛风解毒。茵陈蒿汤出自《伤寒论》。本方主治湿热发黄。茵陈苦平微寒，寒能清热，苦能燥湿，既能发汗使湿热从汗而出，又能利水使湿热从小便而去，是治疗黄疸的要药。它与苦寒泻火、通利小便的栀子同用，则能直导肝胆湿热出小便外泄。大黄苦寒泄热，荡涤胃肠，不但能协助茵陈、山栀以泄郁热，并能通大便以泻结实。三药都是苦寒泄利之品，所以主治身热、便秘的阳黄热症。夏老认为胆囊结石，病位在脾肝胆，病之关键责之于脾。证属本虚标实。急性期以清热利湿为主；缓解期以健脾益气为主，兼清湿热。急性期以茵陈蒿汤加减加柴胡、黄芩、半夏疏肝利胆；白芍、元胡止痛；痛势剧烈加金银花、蒲公英以清热解毒；加鸡内金、金钱草、海金沙排石三味利胆排石；白花蛇舌草利尿通淋给邪以出路。四君子汤去人参加党参以脾气健脾。恢复期，痛势不显，以重用四君子汤补气健脾为主，以党参配伍太子参增强补脾之力。兼用茵陈蒿汤清热利湿。

# 第七节 结肠炎

## 一、诊治经验

结肠炎（colitis）是指各种原因引起的结肠炎症性病变。可由细菌、真菌、病毒、寄生虫、原虫等生物引起，亦可由变态反应及理化因子引起，根据病因不同，可分为特异性炎性病变和非特异性炎性病变，前者指感染性结肠炎、缺血性结肠炎和伪膜性结肠炎等，后者包括溃疡性结肠炎及结肠 Crohn 病。主要临床表现腹泻、腹痛、黏液便及脓血便、里急后重、甚则大便秘结、数日内不能通大便；常伴有消瘦乏力等，多反复发作。我国溃疡性结肠炎的发病率呈逐渐上升趋势，病程冗长，且有并发结肠癌的危险，因此受到人们越来越多的重视。溃疡性结肠炎的病因尚未完全明确，目前认为，本病的发生是由免疫因素、遗传因素、环境因素和感染因素共同作用的结果。

夏老认为，结肠炎患者平素多为劳思过度损伤脾胃，日久致使脾胃虚弱，运化失司，水湿内停，湿性黏滞，病程日久，病势缠绵，日久气虚导致阳虚，阳气不足，肠中失于温养，故见稀水样便，脓血不显；脾胃虚寒，气机不利，腑气不通，故见腹痛。舌暗红，苔薄白，左脉弦细，右脉沉为寒热错杂之象。综观舌脉症，本病病位在大肠，与肝脾胃相关，病性虚实夹杂，证属脾胃虚寒，寒热错杂。

因此，夏老以电热针治疗结肠炎，组穴常选取足三里、三阴交、天枢以扶正补脾调肠腑理气滞、电热针直刺足三里，以温补脾胃、调和气血、健脾利湿；电热针直刺三阴交，健脾祛湿，增强机体抗病能力，有利于疾病的恢复。天枢穴大肠经之募穴，阳明脉气所发，主疏调肠腑、理气行滞，电热针针刺天枢，以调节肠腑，调理气机。夏老认为凡腹中不适，皆应以扶正为主，其独创扶正五穴：关元，水道（双），提托（双），无论虚实、有形无形，皆可用之。关元穴具有培元固本、补益下焦之功，凡元气亏损均可使用。水道属足阳明胃经，经水由此循胃经向下部经脉传输，为胃经水液通行的道路，具有利水消肿，调经止痛之效。提托为经外奇穴，具有升提下垂内脏的功能，可升阳举陷，顾护胃肠。

## 二、临证验案

案一 任某，女，38 岁，2020 年 5 月 21 日初诊

● 主诉：间断下腹痛伴粘液脓血便 9 月余，加重 2 周。

9 月余前无明显诱因出现下腹部，左下腹尤甚，为阵发性痉挛性疼痛，便后症状可稍缓解，便色暗红，每天排便 5-6 次，偶尔为糊状，偶尔为稀水样便，2019 年 12 月 24 日查肠镜示：结肠黏膜可见弥漫性充血水肿，糜烂，溃疡，覆脓苔，血管影不清。病理结果：乙状结肠黏膜表面可见急性炎性渗出物，符合非特异性溃疡性结肠炎。诊断：溃疡性结肠炎。住院予止血、补液、调节肠道菌群治疗，治疗后症状稍有好转后出院。2 周前患者下腹痛伴粘液脓血便再次加重，腹泻 10 余次，可见粘液脓血，便前腹痛明显，自行服用中药（具体不详）后症状稍缓解，刻下症见：间断下腹胀痛，左侧显著，排便后症状减轻，每日腹泻 10 余次，不成形，稀水样便，可见粘液，无明显脓血，无肛门灼热感，偶有胃脘部疼痛，进食后偶有呃逆，无反酸烧心，无咳嗽咳痰，无恶心

呕吐，无发热，纳眠可，小便可，近9个月体重下降约10kg。否认食物药物过敏史。出生于北京，工作、生活于此地，无吸烟史，酗酒20余年。适龄结婚，育有1女，女儿及配偶体健。否认家族遗传病病史。望诊：有神，形体端正，无病态体型。闻诊：无病体气味，声音响亮，言语流畅。切诊：皮肤，四肢温、湿润。

●证候分析：脾胃虚寒，寒热错杂。

●中医诊断：久痢（脾胃虚寒 寒热错杂）。

●西医诊断：溃疡性结肠炎。

●电热针治法：健脾温中、利湿清肠。

针方：电热针取穴：足三里（双）、三阴交（双）、天枢（双）毫针取穴：梁门（双）、曲池（双）、合谷（双）、外关（双）、阴陵泉（双）、太溪（双）、太冲（双）、水道（双）、提托（双）、关元、梁门（双）、中脘、建里。操作：选定穴位，常规皮肤消毒。使用电热针不施补泻手法，直刺足三里、三阴交、天枢，刺入深度0.5-0.6寸，接通电热针仪器，电流量调至：45-50mA，以温热或舒适为度。使用毫针直刺曲池（双）、合谷（双）、外关（双）、阴陵泉（双）、太溪（双），刺入深度0.5-0.6寸；延经络循行方向与水平30°角斜刺水道（双）、提托（双）、关元、中脘、建里、梁门（双）。留针30分钟。疗程：1周5次，10次为1个周期，连续治疗90次为一个疗程。

●中药治法：健脾温中、利湿清肠为法。以《伤寒论》理中丸加减。

处方：党参10g、白术10g、干姜10g、甘草10g、云苓10g、元胡10g、夜交藤20g、黄芪30g、白花蛇舌草30g、山慈菇20g、半枝莲30g、三棱6g、莪术6g、白及10g、三七6g、地榆10g、北败酱15g、马齿苋15g、薏苡仁30g、徐长卿15g、阿胶10g、当归15、五味子10g。上方每日1剂，水煎服，早晚各1次。

一个疗程后复查结肠镜：结肠黏膜未见异常。（2019-3-16）。患者腹痛大减，每天排便 5-6 次，偶有呃逆，舌暗红，苔薄白，左脉弦细，右脉沉。加莱菔子 10g、焦三仙 10g 以降肺气增受纳，加川楝子 10 理气止痛再服 14 剂，无不适症状、另无新增症状，后以上方加减，反酸加生牡蛎；祛湿止泻加车前草、炒苍术。

按：夏氏电热针治疗溃疡性结肠炎，电热针组穴：足三里、三阴交、天枢以扶正补脾调肠腑理气滞、电热针直刺足三里，以温补脾胃、调和气血、健脾利湿；电热针直刺三阴交，健脾祛湿，增强机体抗病能力，有利于疾病的恢复。天枢穴大肠经之募穴，阳明脉气所发，主疏调肠腑、理气行滞，电热针针刺天枢，以调节肠腑，调理气机。夏老认为凡腹中不适，皆应以扶正为主，其独创扶正五穴：关元，水道（双），提托（双）。关元穴具有培元固本、补益下焦之功，凡元气亏损均可使用。水道属足阳明胃经，经水由此循胃经向下部经脉传输，为胃经水液通行的道路，具有利水消肿，调经止痛之效。提托为经外奇穴，具有升提下垂内脏的功能，可升阳举陷，顾护胃肠。理中汤出自《伤寒论》。主治腹痛喜温，呕吐下利；霍乱；阳虚失血；霍乱；小儿慢惊；病后喜唾；胸痹等中焦虚寒症。方中干姜大辛大热，温中祛寒；人参甘温，补益中气，助干姜复中阳；白术，健脾燥湿；甘草益气补中，调和诸药。使中寒得散，脾气得补，则升降有司，统摄恢复，诸症得愈。夏老认为溃疡性结肠炎，病位在肠，涉及肝脾胃，病之关键责之于脾胃。证属本虚标实。以脾阳虚为本，气滞、血瘀、湿热为标。运用理中丸加减，重用干姜、人参改党参配伍黄芪 30g 以补脾阳、重视补虚治本。夏老善用白及粉治疗胃肠溃疡。夏老认为白及粉治疗溃疡有良效，白及粉遇水黏稠，能对溃疡面起保护作用，且有止血作用。用白及、三七、地榆止肠溃疡出血，阿胶、当归补血生新、促进微循环。脾虚湿重，导致大便不成形者，夏玉清教授临床善用白术、苍术。两药均具有健脾与燥湿两种主要功效。然白术以健脾益气为主，多用于脾虚湿困而偏于虚证者；苍术以苦温燥湿为主，配伍薏苡仁适用于湿浊内阻而偏于实证者。败酱草、马齿苋清热解毒、排脓消痈治疗肠痈。

# 第八节 肠梗阻

## 一、诊治经验

任何原因引起的肠内容物通过障碍统称肠梗阻。它是常见的外科急腹症之一。多发于腹部手术或腹内炎症患者，常见病因包括肠道先天性粘连或腹部手术或腹内炎症产生粘连、肠道肿瘤等。常见症状包括腹痛腹胀、恶心呕吐、停止排气排便等。按病因分类可分为机械性肠梗阻、动力性肠梗阻、血运性肠梗阻等。肠梗阻的分类是从不同角度来考虑的，但并不是绝对孤立的。如肠扭转可既是机械性、完全性，也是绞窄性、闭襻性。不同类型的肠梗阻在一定条件下可以转化，如单纯性肠梗阻治疗不及时，可发展为绞窄性肠梗阻。机械性肠梗阻近端肠管扩张，最后也可发展为麻痹性肠梗阻。不完全性肠梗阻时，由于炎症、水肿或治疗不及时，也可发展成完全性肠梗阻。

夏老认为，患有腹腔或小肠结肠慢性炎症或肠道息肉、肿瘤等疾病的肠梗阻患者，平素多为身体虚弱，过服寒凉药物，损伤脾阳，内寒自生，渐至脾阳虚衰，气血不足，气血不能濡养肠腑，脏腑经络失养，阴寒内生，寒凝气滞而生腹痛；脾虚中寒，水不运化而上逆，故反酸；脾主肌肉而四旁，中阳不振。则健运无权，肌肉筋脉皆失其温养，所以乏力，手足不温。舌质暗红，苔白，脉沉细为脾胃虚弱之象。综观舌脉症，辨病为脾胃大肠，证属中脏虚寒。

因此，夏老以电热针治疗患有腹腔或小肠结肠慢性炎症或肠道息肉、肿瘤等疾病的肠梗阻，组穴常选取足三里、三阴交、天枢以扶正补脾，调理肠腑。足三里属于足阳明胃经的下合穴，有多气多血的特点。此处电热针刺足三里，可以起到补益气血的作用、调动脾胃的运化及机能，促进脾胃、肠腑代谢；三阴交有脾经提供的湿热之气。肝经提供的水湿风气，肾经提供的寒冷之气，电热针直刺三阴交，可以健脾和胃，调补肝肾，行气活血，疏通经络，调整阴阳。天枢属足阳明胃经，大肠的募穴，主要作用是调节胃肠道，电热针直刺天枢，可以温补肠腑，促进气血运行，疏调腑气，调中和胃，理气健脾。"扶正五穴"固护肠腑，阴陵泉穴属于太阴脾经，毫针直刺阴陵泉促进肠胃功能的恢复，提高体内的新陈代谢。中脘穴为任脉的穴位，是养胃的重要穴位，毫针斜刺具有疏肝养胃、消食导滞、和胃健脾、降逆利水功效。建里穴属任脉，毫针邪刺具有和胃健脾、通降腑气的功效。

## 二、临证验案

案一 历某，女，57岁，2020年12月4日初诊

●主诉：腹部疼痛20年余。

患者于15年前早餐后出现下腹疼痛，以即脐周为主持续性闷痛，阵发性加剧。伴恶心呕吐，腹平片诊断：不完全肠梗阻。住院予抑酸、抗炎、胃肠减压治疗后好转，其后数年间断发作、以止痛针、中药通便治疗为主，2020年无明显诱因，接连9次复发。1周前肠梗阻发作，予抗炎输液治疗2天后腹痛消失。刻下症见：下腹腹痛剧烈，全身无力，大便日1次，偶尔反酸。宫外孕术后30年。否认食物药物过敏史。出生于北京，工作、生活于此地，无吸烟饮酒史。16岁月经初潮，月经周期26～30天，经期5～7天，20岁结婚，配偶体健，育1子。否认家族遗传病病史。望诊：有神，形体端正，行动自如，舌暗红，苔薄白。闻诊：发音自然，无病体异味。切诊：皮肤温、湿润，手足凉

●证候分析：中虚脏寒。

●中医诊断：腹痛（中脏虚寒型）。

●西医诊断：肠梗阻，宫外孕术后肠粘连。

●电热针治法：温中散寒、健脾和胃。

针方：电热针取穴：足三里（双）、三阴交（双）、天枢（双）。毫针取穴：梁门（双）、曲池（双）、合谷（双）、外关（双）、阴陵泉（双）、太溪（双）、太冲（双）、水道（双）、提托（双）、关元、天枢（双）、中脘、建里。操作：选定穴位，常规皮肤消毒。使用电热针不施补泻手法，直刺足三里、三阴交、天枢，刺入深度0.5-0.6寸，接通电热针仪器，电流量调至：45-50mA，以温热或舒适为度。使用毫针直刺曲池（双）、合谷（双）、外关（双）、阴陵泉（双）、太溪（双），刺入深度0.5-0.6寸；延经络循行方向与水平30°角斜刺水道（双）、提托（双）、关元、中脘、建里、梁门（双）。留针30分钟。疗程：1周5次，10次为1个周期，连续治疗90次为一个疗程。

●中药治法：温中补虚、缓急止痛。以《伤寒论》小建中汤加减。

处方：党参20g、白术15g、云苓15g、元胡15g、砂仁15g、枳壳10g、白芍30g、白花蛇舌草30g、金银花10g、火麻仁20g、鸡血藤20g、桂枝12g、桃仁10g、红枣10g、生姜10g、紫河车15g、续断10g、连翘10g、炙甘草6g。上方每日1剂，水煎服，早晚各1次。

一个疗程后，至今2022年3月未再复发。患者腹痛症状消失，无其他新增症状。舌质淡红，苔白，脉沉细。去金银花、鸡血藤清热解毒、活血通络药。再服14剂，无不适症状、另无新增症状，后以上方加减，食少，饭后腹胀者，可加谷麦芽、鸡内金健胃消食；大便溏薄者，可加芡实、山药健脾止泻；腰酸膝软，夜尿增多者，加补骨脂、肉桂温补肾阳。

按语：夏氏电热针治疗因腹腔术后粘连而反复发作性肠梗阻，电热针组穴：足三里、三阴交、天枢以扶正补脾，调理肠腑。足三里属于足阳明胃经的下合穴，有多气多血的特点。此处电热针刺足三里，可以起到补益气血的作用、调动脾胃的运化及机能，促进脾胃、肠腑代谢；三阴交有脾经提供的湿热之气。肝经提供的水湿风气，肾经提供的寒冷之气，电热针直刺三阴交，可以健脾和胃，调补肝肾，行气活血，疏通经络，调整阴阳。天枢属足阳明胃经，大肠的募穴，主要作用是调节胃肠道，电热针直刺天枢，可以温补肠腑，促进气血运行，疏调腑气，调中和胃，理气健脾。"扶正五穴"固护肠腑，阴陵泉穴属于太阴脾经，毫针直刺阴陵泉促进肠胃功能的恢复，提高体内的新陈代谢。中脘穴为任脉的穴位，是养胃的重要穴位，毫针斜刺具有疏肝养胃、消食导滞、和胃健脾、降逆利水功效。建里穴属任脉，毫针邪刺具有和胃健脾、通降腑气的功效。小建中汤出自《伤寒论》，主治中焦虚寒，肝脾失和，化源不足所致腹中拘挛性疼痛。方中桂枝温通经脉；白芍养营阴，缓肝急，止腹痛，配以生姜温胃散寒，大枣补脾益气。炙甘草益气和中，调和诸药；芍药配甘草，酸甘化阴，缓肝急而止腹痛。夏老认为脾胃为后天之本，"正气存内，邪不可干"，运用党参汤：党参，白术，茯苓扶正健脾，补中益气。紫河车、续断补肝肾、补先天而实后天；白芍30g、元胡10-15g、砂仁10-15g三味止痛可治疗腹腔疼痛、无论虚实；火麻仁、桃仁润肠通便使腑气得通。气血不足，不能润养肠腑，肺与大肠相表里，辅以金银花、连翘解脏腑热毒抗炎。

# 第九节 肠息肉

## 一、诊治经验

肠息肉是指肠黏膜表面突出的异常生长的组织，在没有确定病理性质前统称为息肉。其发生率随年龄增加而上升，男性多见。以结肠和直肠息肉为最多，小肠息肉较少。息肉主要分为是炎症性和腺瘤性两种。炎症性息肉在炎症治愈后可自行消失；腺瘤性息肉一般不会自行消失，有恶变倾向。检出息肉和确定其病变性质的最有效措施是定期进行全结肠镜（包括病理）检查并在肠镜下进行干预治疗。根据息肉生长的部位、大小、数量多少，临床表现为间断性便血或大便表面带血，多为鲜红色；继发炎症感染可伴多量黏液或黏液血便；可有里急后重；便秘或便次增多。长蒂息肉较大时可引致肠套叠；息肉巨大或多发者可发生肠梗阻；长蒂且位置近肛门者息肉可脱出肛门。少数患者可有腹部闷胀不适，隐痛或腹痛症状。伴发出血者可出现贫血，出血量较大时可出现休克状态。究其病因，一般认为与肠道慢性炎症、病毒感染、年龄、胚胎异常、生活习惯、遗传等因素有关。

《灵枢·水胀篇》曰："寒气客于肠外，与卫气相搏，气不得荣，因有所系，癖而内著，恶气乃起，息肉乃生。"夏老认为，肠息肉患者平素多嗜食肥甘厚腻、饮食不节，脾胃运化失司，痰浊水饮不化，日久积聚于肠腑，痰湿水饮有形之邪积聚成积。人体津液需气的运行推动循环周身，若气滞、气虚无力推动则痰液水湿积聚，有形之邪进一步阻滞无形之气，阻滞于胃脘部可见胃痛、胃胀，阻滞于肠腑可见腹痛。湿为阴邪，客于肠腑，遇寒则发为泄泻。四诊合参，本病属胃脘痛范畴，证属痰湿互结、脾胃虚寒。病位在胃肠，与脾、肾两脏关系密切。

因此，夏老以电热针治疗肠息肉，组穴常选取中脘、建里、足三里、三阴交以扶正补脾。足三里穴是足阳明胃经合土穴，胃下合穴，可补脏腑之虚损，具有健脾益气、培元扶正、调理气机、平衡阴阳、通经活络的作用。三阴交为肝脾肾三经之交会穴，并归属脾经，电热针直刺足三里、三阴交，不仅温补调理脾胃气血，亦可调补肝肾，从而达到全身性调整，增强机体抗病能力，有利于疾病的恢复。中脘穴为胃之募穴、八会穴之腑会，针刺可健运中焦、和胃通腹。建里穴具有健脾和胃的功效，健运脾胃，补益人体之虚。曲池穴是手阳明大肠经的合土穴，是大肠经气最充盛的部位，善宣行气血，治疗脏腑气机失调，具有调整内脏的功能。夏氏认为凡腹中不适，皆应以扶正为主，其独创扶正五穴：关元，水道（双），提托（双），无论虚实、有形无形，皆可用之。血海、阴陵泉起到活血化瘀、利水化痰之功效。

## 二、临证验案

案一 胡某某，男，60岁，2021年11月16日初诊

●主诉：发现直肠多发息肉3年余。

患者从2018年发现直肠息肉，经常腹痛，不能进食寒凉，易泄泻。2021年11月13日肠镜检查示"多发直肠息肉"。刻下症见：胃脘部不适，时有胃痛，腹部时有疼痛，每腹痛立即需如厕泄泻，纳呆，不耐寒凉，小便频，排尿欠畅，大便2-3次/日。前列腺增生5年。否认食物药物过敏史。出生于北京，工作、生活于此地，无烟酒不良嗜好。22岁结婚，配偶体健，育1子。否认家族遗传病病史。望诊：有神，形体端正，行动自如，舌暗红，苔白。闻诊：发音自然，无病体异味。切诊：皮肤温、湿润，脉弦。

●证候分析：痰湿互结、脾胃虚寒。

●中医诊断：胃脘痛（痰湿互结、脾胃虚寒）。

●西医诊断：多发直肠息肉。

●电热针治法：温中健脾，化痰除湿。

针方：电热针取穴：中脘、建里、足三里（双）、三阴交（双）。毫针取穴：滑肉门（双）、天枢（双）、关元、水道（双）、提托（双）、曲池（双）、合谷（双）、外关（双）、血海（双）、阴陵泉（双）、太溪（双）、太冲（双）。操作：选定穴位，常规皮肤消毒。使用电热针不施补泻手法，直刺足三里、三阴交、中脘、建里，刺入深度0.5-0.6寸，

接通电热针仪器，电流量调至：55-60mA，以温热或舒适为度。使用毫针直刺曲池（双）、合谷（双）、外关（双）、血海（双）、阴陵泉（双）、太溪（双）、太冲（双），刺入深度0.5-0.6寸；延经络循行方向与水平30°角斜刺滑肉门（双）、天枢（双）、关元、水道（双）、提托（双），刺入深度0.5-0.6寸。留针30分钟。疗程：1周5次，10次为1个周期，连续治疗90次为一个疗程。

●中药治法：温中健脾，化痰除湿。

处方：党参15g、白术15g、茯苓10g、厚朴10g、佛手10g、元胡15g、砂仁10g、法半夏6g、陈皮9g、薏苡仁20g、干姜6g、肉桂3g、黄精10g、白花蛇舌草30g、半枝莲30g、山慈菇20g、地丁10g、土茯苓20g、金银花10g、知母10g、黄柏15g、滑石10g、甘草10g、三棱6g、莪术6g、焦三仙各15g。上方每日1剂，水煎服，早晚各1次。

一个疗程结束后，患者胃痛、腹痛减轻，大便日1-2次，无泄泻，舌质红，苔薄白，脉弦，继服前方10剂。

按：夏氏电热针治疗胃脘部疾患，如胃息肉、胃炎、肠化生及不典型增生等电热针组穴常选取：中脘、建里、足三里、三阴交以扶正补脾。足三里穴是足阳明胃经合土穴，胃下合穴，可补脏腑之虚损，具有健脾益气、培元扶正、调理气机、平衡阴阳、通经活络的作用。三阴交为肝脾肾三经之交会穴，并归属脾经，电热针直刺足三里、三阴交，不仅温补调理脾胃气血，亦可调补肝肾，从而达到全身性调整，增强机体抗病能力，有利于疾病的恢复。中脘穴为胃之募穴、八会穴之腑会，针刺可健运中焦和胃通腹。建里穴具有健脾和胃的功效，健运脾胃，补益人体之虚。曲池穴是手阳明大肠经的合土穴，是大肠经气最充盛的部位，善宣行气血，治疗脏腑气机失调，具有调整内脏的功能。夏氏认为凡腹中不适，皆应以扶正为主，其独创扶正五穴：关元，水道（双），提托（双），无论虚实、有形无形，皆可用之。血海、阴陵泉起到活血化瘀、利水化痰之功效。夏老认为息肉复发原因在于消化道内适宜息肉生长的环境没有改变，因此仅仅通过手术切除的方法无法改变患者消化道内环境，故无法彻底杜绝息肉再发，只有通过调整患者自身体质，从根本上改善内环境，才能达到彻底治疗息肉的目的。夏老采用自创党参汤，即：党参、白术、茯苓、甘草，治疗脾胃方面疾患。方中党参健脾益气，白术、茯苓健脾理气化湿，甘草调和诸药，常作为调理脾胃的基础方药。患者胃痛、腹痛，加佛手理气宽中；元胡、砂仁和胃止痛；法半夏、陈皮燥湿化痰、理气和中；焦三仙和胃消食；患者脾胃虚寒，遇寒则泻，加干姜、肉桂、黄精温中散寒、补脾益肾；息肉为有形之邪，加半枝莲、白花蛇舌草、山慈菇清热解毒、利湿消肿，地丁、土茯苓解毒利湿；三棱、莪术活血化瘀；患者前列腺增生病史，小便频、排尿不畅，加知母、黄柏、滑石、金银花清热通利小便。

# 第十节 十二指肠溃疡

## 一、诊治经验

十二指肠溃疡是我国人群中常见病、多发病之一，是消化性溃疡的常见类型。好发于气候变化较大的冬春两季。男性发病率明显高于女性。与胃酸分泌异常、幽门螺杆菌感染、非甾体抗炎药、生活及饮食不规律、工作及外界压力、吸烟、饮酒以及精神心理因素密切相关。十二指肠溃疡多发生在十二指肠球部，以前壁居多，其次为后壁、下壁、上壁。主要临床表现为上腹部疼痛，可为钝痛、灼痛、胀痛或剧痛，也可表现为仅在饥饿时隐痛不适。典型者表现为轻度或中度剑突下持续性疼痛，可被制酸剂或进食缓解。临床上约有 2/3 的疼痛呈节律性：早餐后 1~3 小时开始出现上腹痛，如不服药或进食则要持续至午餐后才缓解。食后 2～4 小时又痛，进餐后可缓解。约半数患者有午夜痛，患者常可痛醒。节律性疼痛大多持续几周，随着缓解数月，可反复发生。

夏老认为，十二指肠溃疡患者平素多脾胃虚弱、饮食不节导致脾阳不足，中焦虚寒、胃脘失于温养，故胃脘部不适，不喜冷食品；脾虚中寒，水不运化而上逆，故反酸；舌质暗红，苔白，脉缓为脾胃虚弱之象。综观舌脉症，辨病为胃病，证属脾胃虚寒。

因此，夏老以电热针治疗十二指肠溃疡，组穴常选取天枢、足三里、三阴交。天枢位于足阳明胃经，为大肠之募穴，具有调理胃肠腑气之功效，擅治胃腑疾患。足三里穴是足阳明胃经合土穴，胃下合穴，可补脏腑之虚损，具有健脾益气、培元扶正、调理气机、平衡阴阳、通经活络的作用。三阴交为肝脾肾三经之交会穴，并归属脾经，电热针直刺足三里、三阴交，不仅温补脾胃气血，亦可调补肝肾，温中益气之效强。中脘穴为胃之募穴、八会穴之腑会，针刺可健运中焦、调理胃腑之气。建里穴具有健脾和胃的功效，健运脾胃，补益人体之虚。曲池穴是手阳明大肠经的合土穴，是大肠经气最充盛的部位，针刺曲池以调理大肠经气血，清利腑热。血海活血化瘀通络，阴陵泉调节中焦水湿。神门穴调神镇静。太溪、太冲培补肝肾。针刺独创扶正五穴：关元，水道（双），提托（双），进一步加强益气温中之力。

## 二、临证验案

案一 王某某，女，60 岁，2019 年 12 月 12 日初诊

●主诉：间断胃脘部不适 1 月。

患者近 1 月间断胃脘部不适，右侧卧位时疼痛，时觉胃胀，无反酸烧心，行胃经检测提示"十二指肠溃疡"，大便不成形，下雪天下肢寒凉。刻下症见：右侧卧位时胃脘部隐痛，胃胀，大便不成形。否认食物

药物过敏史。出生于河北，工作、生活于北京，无烟酒不良嗜好。14岁月经初潮，月经周期25-28天，经期5-7天，22岁结婚，配偶体健，育有1子1女。否认家族遗传病病史。望诊：有神，形体端正，行动自如，舌淡红，苔薄白。闻诊：发音自然，无病体异味。切诊：脉细。

● 证候分析：脾胃虚寒。

● 中医诊断：胃脘痛（脾胃虚寒）。

● 西医诊断：十二指肠溃疡、糜烂性胃炎。

● 电热针治法：温中散寒、健脾和胃。

针方：电热针取穴：天枢（双）、足三里（双）、三阴交（双）。毫针取穴：中脘、建里、滑肉门（双）、关元、水道（双）、提托（双）、曲池（双）、合谷（双）、外关（双）、神门（双）、血海（双）、阴陵泉（双）、太溪（双）、太冲（双）。操作：选定穴位，常规皮肤消毒。使用电热针不施补泻手法，直刺天枢（双）、足三里、三阴交，刺入深度0.5-0.6寸，接通电热针仪器，电流量调至：55-60mA，以温热或舒适为度。使用毫针直刺曲池（双）、合谷（双）、外关（双）、神门（双）、血海（双）、阴陵泉（双）、太溪（双）、太冲（双），刺入深度0.5-0.6寸；延经络循行方向与水平30°角斜刺中脘、建里、滑肉门（双）、关元、水道（双）、提托（双），刺入深度0.5-0.6寸。留针30分钟。疗程：1周5次，10次为1个疗程，连续治疗90次。

● 中药治法：健脾理气，疏肝和胃。

处方：党参15g、炒白术15g、茯苓15g、元胡15g、砂仁10g、佛手10g、山药15g、炒薏苡仁20g、白芍15g、香附10g、半枝莲30g、蒲公英20g、土茯苓20g、干姜3g、焦山楂15g、焦神曲15g、焦麦芽15g、甘草6g。上方每日1剂，水煎服，早晚各1次。

连续治疗90次后，患者胃脘部不适较前减轻，白天情绪紧张，眠差、入睡困难，以上方加夜交藤、酸枣仁、合欢花。再服7剂，无不适症状、另无新增症状。

按：夏老电热针治疗十二指肠溃疡，电热针组穴：天枢、足三里、三阴交。天枢位于足阳明胃经，为大肠之募穴，具有调理胃肠腑气之功效，擅治胃腑疾患。足三里穴是足阳明胃经合土穴，胃下合穴，可补脏腑之虚损，具有健脾益气、培元扶正、调理气机、平衡阴阳、通经活络的作用。三阴交为肝脾肾三经之交会穴，并归属脾经，电热针直刺足三里、三阴交，不仅温补脾胃气血，亦可调补肝肾，温中益气之效强。中脘穴为胃之募穴、八会穴之腑会，针刺可健运中焦、调理胃腑之气。建里穴具有健脾和胃的功效，健运脾胃，补益人体之虚。曲池穴是手阳明大肠经的合土穴，是大肠经气最充盛的部位，针刺曲池以调理大肠经气血，清利腑热。血海活血化瘀通络，阴陵泉调节中焦水湿。神门穴调神镇静。太溪、太冲培补肝肾。针刺独创扶正五穴：关元，水道（双），提托（双），进一步加强益气温中之力。患者消化系统疾患，主方选取《太平惠民和剂局方》之四君子汤，方中白术、茯苓理气化湿，人参健脾益气，甘草调和诸药，诸药合用，共奏温中健脾，益气和胃之功。夏老认为四君子汤中人参为回阳救逆之药，其温补之力过于彪悍，而党参善能补脾益肺，功似人参而性平力稍，自拟党参汤：党参，白术，茯苓各 10-15g、甘草 6-10g。临床治疗胃痛、胃溃疡、萎缩性胃炎疗效颇佳。止痛加元胡、砂仁；气滞痞满加佛手；脾虚甚者加山药、薏苡仁；患者十二指肠溃疡，加半枝莲、蒲公英、土茯苓清热解毒消疮；焦三仙和胃消食。焦虑、眠差者加夜交藤、酸枣仁、合欢花。

# 第十一节 功能性便秘

## 一、诊治经验

便秘是一个常见的临床症状，表现为粪便干结，排便困难、粪便重量和次数减少。随着社会的老龄化、现代生活节奏和饮食习惯的改变、疾病谱的变化等对疾病的影响，便秘已成为影响现代人生活质量的重要因素之一，而且与大肠癌发病关系密切。便秘，可由许多原因引起如神经原性，全身疾病等，称继发性便秘。如便秘不存在引起便秘的器质性病变称功能性便秘，以往曾认为是单纯性便秘、习惯性便秘或特发性便秘等。便秘患者滥用泻剂导致的泻剂性肠病和结肠黑变病已引起大家的关注，因为结肠黑变病与结肠癌有关，因此功能性便秘的治疗越来越受到重视。功能性便秘的病因学并不十分明确，可能受多因素的影响。研究表明功能性便秘老年人发病率高，与进食量、老年性胃肠道功能下降如肠管分泌消化液减少、肠管张力蠕动减弱以及参与排便肌肉张力低下有关。某些主诉功能性便秘的病人，可能有明显的食物因素，如低渣饮食。食物中增加30g/d植物纤维可明显增加肠蠕动，称为纤维素样效应。精神心理因素也占主要地位，功能性便秘患者忧郁，焦虑明显增多，功能性便秘患者存在自主神经功能异常。功能性便秘患者中，可能伴有全胃肠的功能障碍，如胆囊和胃排空及小肠运转缓慢等。

夏老认为，功能性便秘患者平素多脾气亏虚，气虚则大肠传送无力，导致便下无力、大便艰涩，自觉排便无力、便后乏力、汗多等均为脾肺气虚之象。舌淡苔薄白，脉细微弦亦为气虚之象。一般而言证属脾气亏虚，病位在大肠，与肺脾肾等脏腑功能失调有关。

因此，夏老以电热针治疗功能性便秘，组穴常选取天枢、足三里、三阴交以补气温中通便。天枢位于足阳明胃经，为大肠之募穴，具有理气通腹之功效，为治疗大肠疾患之要穴。足三里穴是足阳明胃经合土穴，胃下合穴，可补脏腑之虚损，具有健脾益气、培元扶正、调理气机、平衡阴阳、通经活络的作用。三阴交为肝脾肾三经之交会穴，并归属脾经，电热针直刺足三里、三阴交，不仅温补脾胃气血，亦可调补肝肾，温中益气之效强。中脘穴为胃之募穴、八会穴之腑会，针刺可健运中焦、和胃通腹。建里穴具有健脾和胃的功效，健运脾胃，补益人体之虚。曲池穴是手阳明大肠经的合土穴，是大肠经气最充盛的部位，针刺曲池以调理大肠经气血，清热通腹。支沟为治疗便秘经验有效穴。梁门与阴陵泉合用，调节中焦水湿。太溪补肾益气，补先天以助后天。针刺独创扶正五穴：关元，水道（双），提托（双），进一步加强温中补气之力。

## 二、临证验案

案一 孙某某，女，76 岁，2022 年 1 月 10 日初诊

●主诉：大便排出不畅 20 余年。

患者 20 余年来反复大便排出不畅，时好时坏，大便时干，排出困难，排便量少，偶有腹胀，时觉排便无力，排不尽，便后乏力，3-4 日一行。自行口服四磨汤，期初可缓解，近日服药后 4 天仍未排便，口服健脾丸、芦荟胶囊均无效。刻下症见：便秘，排便无力，3-4 日一行，乏力，倦怠懒言，纳尚可，眠差。否认食物药物过敏史。出生于北京，工作、生活于此地，无烟酒不良嗜好。12 岁月经初潮，月经周期 28-30天，经期 3-5 天，23 岁结婚，配偶体健，育有 1 女。否认家族遗传病病史。望诊：有神，形体端正，行动自如，舌淡，苔薄白。闻诊：发音自然，无病体异味。切诊：脉细微弦。

● 证候分析：气虚型便秘。

● 中医诊断：便秘（脾气亏虚型）。

● 西医诊断：功能性便秘。

● 电热针治法：健脾益气，润肠通便。

针方：电热针取穴：天枢（双）、足三里（双）、三阴交（双）。毫针取穴：中脘、建里、滑肉门、关元、水道（双）、提托（双）、关元、曲池（双）、合谷（双）、支沟（双）、神门（双）、梁门（双）、阴陵泉（双）、太溪（双）、太冲（双）。操作：选定穴位，常规皮肤消毒。使用电热针不施补泻手法，直刺天枢、足三里、三阴交，刺入深度0.5-0.6寸，接通电热针仪器，电流量调至：50-55mA，以温热或舒适为度。使用毫针直刺曲池（双）、合谷（双）、支沟（双）、神门（双）、梁门（双）、阴陵泉（双）、太溪（双）、太冲（双），刺入深度0.5-0.6寸；延经络循行方向与水平30°角斜刺中脘、建里、水道（双）、提托（双）、关元，刺入深度0.5-0.6寸。留针30分钟。疗程：1周5次，10次为1个周期，连续治疗30次。

● 中药治法：健脾益气，润肠通便。

处方：党参20g、白术15g、茯苓15g、元胡15g、砂仁10g、法半夏6g、陈皮9g、火麻仁20g、桃仁10g、番泻叶1g、石斛15g、大黄6g、山药15g、生薏苡仁20g、木香6g、厚朴10g、焦山楂15g、焦神曲15g、焦麦芽15g、生甘草6g、酸枣仁30g、合欢花15g。上方每日1剂，水煎服，早晚各1次。

三个周期治疗后，患者乏力感明显减轻，大便1-2日一行，排便时间缩短。连服10剂后，患者诉排便较前顺畅，2日一行，仍时有便后乏力感，加黄芪、太子参补益脾肺之气。再服14剂，乏力症状亦减轻，无新增不适症状。

按：夏氏电热针治疗功能性便秘，电热针组穴：天枢、足三里、三阴交以补气温中通便。天枢位于足阳明胃经，为大肠之募穴，具有理气通腹之功效，为治疗大肠疾患之要穴。足三里穴是足阳明胃经合土穴，胃下合穴，可补脏腑之虚损，具有健脾益气、培元扶正、调理气机、平衡阴阳、通经活络的作用。三阴交为肝脾肾三经之交会穴，并归属脾经，电热针直刺足三里、三阴交，不仅温补脾胃气血，亦可调补肝肾，温中益气之效强。中脘穴为胃之募穴、八会穴之腑会，针刺可健运中焦、和胃通腹。建里穴具有健脾和胃的功效，健运脾胃，补益人体之虚。曲池穴是手阳明大肠经的合土穴，是大肠经气最充盛的部位，针刺曲池以调理大肠经气血，清热通腹。支沟为治疗便秘经验有效穴。梁门与阴陵泉合用，调节中焦水湿。太溪补肾益气，补先天以助后天。针刺独创扶正五穴：关元，水道（双），提托（双），进一步加强温中补气之力。该患者属便秘中气虚秘，主方选取《太平惠民和剂局方》中的四君子汤为底方。夏老认为四君子汤中人参为回阳救逆之药，其温补之力过于彪悍，而党参善能补脾益肺，功似人参而性平力稍柔，自拟党参汤：党参，白术，茯苓各 10-15g、甘草 6-10g。临床治疗脾气亏虚之消化系统疾病疗效颇佳。方中党参、白术补中益气，茯苓健脾益气，甘草调和诸药，共奏补中益气、健脾通便之功。加元胡、砂仁、法半夏、陈皮和胃化湿；火麻仁、桃仁润肠通便，少量番泻叶、大黄清泄宿便；佐以石斛滋阴以防泄下伤津；山药、薏苡仁补脾；木香、厚朴调理气机；焦三仙和胃通腹；患者眠差，加酸枣仁、合欢花安神解郁。口服 10 剂后患者宿便已下，去大黄、番泻叶得下即止，以防通泄太过；仍有便后乏力感，加太子参、黄芪增加益气补益之功。

# 第六章 呼吸系统疾病

## 第一节 慢性支气管炎

### 一、诊治经验

慢性支气管炎是气管、支气管黏膜及周围组织的慢性非特异性炎症。临床以咳嗽、咳痰为主要症状，每年发病持续3个月，连续2年或2年以上。需要进一步排除具有咳嗽、咳痰、喘息症状的其他疾病（如肺结核、尘肺、肺脓肿、心脏病、心功能不全、支气管扩张、支气管哮喘、慢性鼻咽炎、食管反流综合征等疾患）。其缓慢起病，病程长，反复急性发作而病情加重。主要症状为咳嗽、咳痰，或伴有喘息。急性加重系指咳嗽、咳痰、喘息等症状突然加重。急性加重的主要原因是呼吸道感染，病原体可以是病毒、细菌、支原体和衣原体等。早期多无异常体征。急性发作期可在背部或双肺底听到干、湿啰音，咳嗽后可减少或消失。如合并哮喘可闻及广泛哮鸣音并伴呼气期延长。慢性支气管炎的病因尚不完全清楚，一般认为与有害气体和有害颗粒的吸入、感染因素、免疫、年龄和气候等因素有关。

夏老认为，慢性支气管炎患者平素多"咳嗽"，"痰饮"，"哮喘"，因素体虚弱，卫外不固，外邪自口鼻而入，肺气失宣，导致咳嗽咳痰胸闷气促，如脾气虚弱，不能运化，命门火衰，不能温化，痰浊内生，脾气散精上归于肺，久之导致肺气虚寒，失于宣肃，痰浊阻滞气机，导致患者咳嗽咳痰气促胸闷之症，时轻时重，缠绵难愈，每遇外感或受凉就症状加重，以至于患病多年，很难根治。

因此，夏老以电热针治疗慢性支气管炎，组穴常选取足三里、三阴交、丰隆以扶正补脾。燥湿化痰。足三里既为足阳明胃经之合穴，又为胃腑之下合穴，"合治内腑"，电热针刺足三里，以温通经络、调和气血、强脾健胃；三阴交为肝脾肾三经之交会穴，并归属脾经，电热针直刺三阴交，不仅温补调理脾胃气血。还能调补肝肾，从而达到全身性调整，增强机体抗病能力，有利于疾病的恢复。丰隆穴为足阳明胃经化痰之要穴，有祛痰平喘之功效，用于咳嗽痰多气喘之症。

## 二、临证验案

案一 李某，女，47岁，2018年11月10日初诊

● 主诉：咳嗽，咳痰21年，近一个月加重

患者自幼体弱，于21年前因感受风寒，冬季反复感冒，咳嗽，咳痰，气促，胸闷。缠绵不愈，时轻时重，受凉感冒或气候变化时加重，西医诊为慢性支气管炎，一个月前因受凉后出现咳嗽，咳痰，气促，乏力等症状，无恶心，呕吐等，自行服药不见好转遂来就诊，查：胸廓对称无畸形，两侧呼吸运动对称，节律规则，未触及胸膜摩擦感及握雪感，叩诊清音，两肺上部可闻及干啰音，心前区无隆起，心界无扩大，心律齐无杂音，各瓣膜区未闻及病理性杂音，1，血常规示：白细胞7.4*10*9/L,中性粒细胞比率85/%，淋巴细胞比率14/%，红细胞6.2*10*12/L,血红蛋白190.0g/L,2，心电图示：窦性心律，心率72次/分，大致正常心电图。3.随机血糖：6.7mmol/L.4，胸部X线示：双肺纹

理增粗，紊乱，支气管壁增厚，慢性支气管炎。刻下症见：咳嗽，咳痰，白色泡沫样痰，胸闷，气短，乏力，无恶心呕吐。否认食物药物过敏史。出生于北京，工作、生活于此地，无烟酒不良嗜好。14 岁月经初潮，月经周期 28～30 天，经期 5～7 天，27 岁结婚，配偶体健，育 1 女。否认家族遗传病病史。望诊：发育正常，营养中等，双目有神，痛苦面容，形体端正，行动自如，舌淡白，苔白腻。

闻诊：　发音自然，无病体异味。切诊：　皮肤温、湿润，手足凉

●证候分析：肺脾虚寒，痰湿内停。

●中医诊断：脾肺虚寒，痰湿内停。

●西医诊断：慢性支气管炎。

●电热针治法：健脾温肺，化痰止咳。

针方：电热针取穴：足三里（双）、三阴交（双）、丰隆。毫针取穴：中脘，下脘，气海，关元，水道（双），提托（双）左通天（双），经渠（双），大都（双）俞府（双），肺腧（双），天突，尺泽（双），公孙（双），太溪（双）。操作：选定穴位，常规皮肤消毒。使用电热针不施补泻手法，直刺足三里、三阴交、丰隆，刺入深度 0.5-0.6 寸，接通电热针仪器，电流量调至：50-65mA，以温热或舒适为度。使用毫针斜刺左通天，天突，俞府，肺腧穴，直刺中脘，下脘，气海关元，经渠，尺泽，公孙，太溪。深度 0.3-1.5 寸，提插捻转得气后留针 40 分钟，中脘，下脘，气海，关元采用补法，余穴平补平泻。疗程：1 周 5 次，15 次为 1 个周期，连续治疗 40 次。

●中药治法：温肺健脾，祛痰止咳。苓桂术甘汤合三子养亲汤，小青龙汤加减。

处方：茯苓 40g、桂枝 30 白术 15g、苏子 15、白芥子 10 莱菔子 10 麻黄（去节）10，细辛 6 干姜 10 五味子 10 麸炒山药 30 百部 15 紫苑 10 白前 10 鱼腥草 30 甘草 10。上方每日 1 剂，水煎服，早晚各 1 次。

连续治疗 40 次后。咳嗽咳痰症状缓解，气促胸闷好转，仍有少许乏力。患者咳嗽咳痰大减，饮食可，睡眠欠佳，舌质淡，苔白滑，上方减麻黄，百部，紫苑，鱼腥草，莱菔子加桔梗 10 制远志 10 首乌藤 30 党参 15 防风 10 继服 20 付，诸证基本消失。继以四君子合二陈汤善后，续服 10 剂。

按：夏氏电热针治疗慢性支气管炎之慢性咳嗽，电热针组穴：足三里、三阴交、丰隆以扶正补脾。燥湿化痰。足三里既为足阳明胃经之合穴，又为胃腑之下合穴，"合治内腑"，电热针刺足三里，以温通经络、调和气血、强脾健胃；三阴交为肝脾肾三经之交会穴，并归属脾经，电热针直刺三阴交，不仅温补调理脾胃气血。还能调补肝肾，从而达到全身性调整，增强机体抗病能力，有利于疾病的恢复。丰隆穴为足阳明胃经化痰之要穴，有祛痰平喘之功效，用于咳嗽痰多气喘之症。夏老认为慢性支气管炎皆为本虚标实之证，本虚应该扶正，其独创扶正五穴：关元，水道（双），提托（双），无论虚实、有形无形，皆可用之，同时中脘，下脘，气海，关元四穴引火归元，大补元气，中脘下脘调理中焦，手太阴肺经起于中焦，故能调理肺气肃降，同时中脘与丰隆是一个很有效的穴对，中脘为胃之募穴，八脉之腑会，丰隆为胃之络穴，通脾经，化痰祛湿最强，两穴相配培土生金，以断痰生之源；标实应驱邪，验穴左通天，经渠，大都为止咳验穴，效果奇特，通天穴能使上下相通，肺气宣发，太阳经在表主开，《百症赋》说通天能开通肺窍，止咳化痰：经渠调肺气之升降，大都补脾气之不足，故用于久咳不愈；肺腧，尺泽，俞府，天突皆为宣通肺气，止咳化痰之要穴，公孙加强补脾，太溪补肾，通过同时补养先天和后天，增强免疫力，提升自身自愈能力，起到扶正以驱邪。小青龙汤出《自伤寒论》，具有解表散寒，温肺化饮，止咳平喘功效，用于外感风寒，内有痰饮之证，苓桂术甘汤同样出自《金匮要略》，温阳化饮，健脾利湿，用于中阳不足之痰饮证，三子养亲汤出自《寿世保元》，功用是降气，化痰。消食用于痰浊壅滞，咳嗽，气逆，痰多，胸闷纳差等症，本患者平素脾肺虚寒，痰湿内蕴，卫外不固，猝遇风寒等外邪导致肺失宣肃，痰浊阻滞气机，气机不顺，出现咳嗽咳痰，气促，胸闷，乏力等症，三方合之加减正适合此证，因此见效显著，患者二诊时睡眠欠佳，一者是患病之故，二者部分患者晚上服药过晚，因方中麻黄含有麻黄碱，具有兴奋神经作用，加之咳嗽咳痰减轻，因此二诊时去麻黄，紫苑，百部，鱼腥草，莱菔子，加桔梗，制远志，首乌藤，防风。共奏健脾宣肺，化湿安神之功。三诊患者气促乏力乃久病正虚，急则治标缓则之本，因此用四君子汤合二陈汤善后。四君子汤出自《太平惠民和剂局方》，方中白术、茯苓理气化湿；人参健脾益气；甘草调和诸药合用，共奏健脾理气、行气通络之功。二陈汤功专燥湿健脾，脾喜燥恶湿，脾气强健，则痰湿无从化生，气机不会被湿浊阻遏。

# 第二节 肺炎

## 一、诊治经验

一般来说，肺炎指肺泡、远端气道和肺间质的感染性炎症，可由细菌、病毒和其他病原体等因素感染引起。其中，以细菌性和病毒性肺炎最为常见。广义上肺炎可由病原微生物、理化因素、免疫损伤、过敏及药物所致。患者常有发烧、咳嗽、呼吸困难等典型症状，病毒性肺炎可通过空气传播。

夏老认为，肺炎患者一般属于中医辨证的"咳嗽"范畴。平素多为中老年，正气渐虚，脾失健运，痰湿内生，阴虚生热，痰热内伏。或兼感外邪，引动伏痰，郁而化热，痰热壅阻，肺失清肃，肺气上逆，则可见咳嗽，咳黏痰，气息粗促。舌脉一般为暗红，苔薄黄，脉弦滑，其证多属痰热郁肺。

因此，夏老以电热针治疗肺炎，组穴常选取曲池、足三里、三阴交以扶正益气。正气存内、邪不可干。足三里为足阳明胃经之合穴、胃腑之下合穴，"合治内腑"，电热针刺足三里，以健脾益气；足阳明经多气多血，针刺该经可以起到很好的扶助正气的效果。三阴交为肝脾肾三经之交会穴，并归属脾经，电热针直刺三阴交，不仅温补脾胃，脾胃为后天之本，气血生化之源，脾胃功能强则气血化生有源。曲池穴为大肠经合穴，肺与大肠相表里，针刺曲池穴能起到很好的清肺热作用。

## 二、临证验案

案一 许某，男，70岁，2019年4月10日初诊

● 主诉：阵发咳嗽、咳痰10余天。

患者10余天前受凉后出现咳嗽、咳痰，喉中痰鸣，痰黏不易咯出，伴发热，就诊于外院于头孢唑肟抗感染、盐酸氨溴索化痰，2日后热退，仍咳嗽、咳痰，纳眠尚可，二便调。否认食物药物过敏史。出生于北京，工作、生活于此地，无烟酒不良嗜好。24岁结婚，配偶体健，育有1子1女。否认家族遗传病病史。望诊：有神，行动自如，舌暗红，苔薄黄。闻诊：发音自然，无病体异味。切诊：脉弦滑。

● 证候分析：痰热郁肺。

● 中医诊断：咳嗽（痰热郁肺型）。

● 西医诊断：细菌性肺炎。

● 电热针治法：益气扶正，止咳化痰。

针方：电热针取穴：曲池（双）、足三里（双）、三阴交（双）。毫针取穴：中脘、建里、天枢（双）、关元、合谷（双）、外关（双）、阴陵泉（双）、太溪（双）、太冲（双）。操作：选定穴位，常规皮肤消毒。使用电热针不施补泻手法，直刺曲池、足三里、三阴交，刺入深度0.5-

0.6 寸，接通电热针仪器，电流量调至：55-60mA，以温热或可耐受为度。使用毫针直刺合谷（双）、外关（双）、阴陵泉（双）、太溪（双）、太冲（双），刺入深度 0.5-0.6 寸；延经络循行方向与水平 30° 角斜刺膻中、中脘、天枢（双）、关元，刺入深度 0.5-0.6 寸。留针 30 分钟。疗程：1 周 5 次，10 次为 1 个疗程。

●中药治法：清热化痰止咳。

处方：麻黄 5g、生石膏 15g、杏仁 9g、前胡 10g、芦根 10g、金银花 10g、连翘 10g、川芎 9g、荆芥穗 10g、太子参 15g、炒白术 15g、茯苓 15g、柴胡 6g、清半夏 9g、甘草 6g。上方每日 1 剂，水煎服，早晚各 1 次。

连续治疗三个疗程后，患者咳嗽、咳痰症状较前明显减轻。

按语：夏老电热针治疗肺炎，电热针组穴：曲池、足三里、三阴交以扶正益气。正气存内、邪不可干。足三里为足阳明胃经之合穴、胃腑之下合穴，"合治内腑"，电热针刺足三里，以健脾益气；足阳明经多气多血，针刺该经可以起到很好的扶助正气的效果。三阴交为肝脾肾三经之交会穴，并归属脾经，电热针直刺三阴交，不仅温补脾胃，脾胃为后天之本，气血生化之源，脾胃功能强则气血化生有源。曲池穴为大肠经合穴，肺与大肠相表里，针刺曲池穴能起到很好的清肺热作用。根据患者症状、体征，四诊合参，证属痰热郁肺，中药汤剂治以清肺化痰止咳为法，方用麻黄、石膏宣泄肺热，杏仁、前胡止咳化痰，芦根养阴生津，金银花、连翘、荆芥穗清热解毒，太子参、白术、茯苓益气健脾，柴胡、清半夏解表清里，生甘草调和诸药。

# 第三节 慢性阻塞性肺疾病

## 一、诊治经验

慢性阻塞性肺病简称慢阻肺，是一种常见的、可预防的、可治疗的慢性气道疾病，其特征是持续存在的气流受限和相应的呼吸系统症状。该疾病通常与显著暴露于香烟烟雾等有害颗粒或有害气体环境等因素相关，宿主的因素也可能导致个体进展为慢阻肺病，主要包括：基因异常、肺部发育异常以及加速老化等。多在中老年发病，多发于秋冬寒冷季节。

夏老认为，慢阻肺病患者一般咳嗽、喘促反复发作多年，偶发加重，证属"喘证"范畴。患者多为中老年，气阴不足，脾失健运，痰湿内生，肺气上逆，则可见咳嗽咳痰。患者多为久病正气不足，肺气亏虚，肺失肃降，故动则气喘。其舌脉多为舌红少津，苔黄腻，脉弦滑，一般而言证属痰热郁肺证。

因此，夏老以电热针治疗慢阻肺病，组穴常选取曲池、足三里、三阴交以扶正益气。正气存内、邪不可干。足三里为足阳明胃经之合穴、胃腑之下合穴，"合治内腑"，电热针刺足三里，以健脾益气；足阳明经多气多血，针刺该经可以起到很好的扶助正气的效果。三阴交为肝脾肾三经之交会穴，并归属脾经，电热针直刺三阴交，不仅温补脾胃，脾胃为后天之本，气血生化之源，脾胃功能强则气血化生有源。曲池穴为大肠经合穴，肺与大肠相表里，针刺曲池穴能起到很好的清肺热作用。

## 二、临证验案

案一 李某某，男，80岁，2019年6月22日初诊

●主诉：咳嗽、喘促反复发作12年，加重1月。

患者12年前无明显诱因间断咳嗽，咯黄色黏痰，量多，伴喘促，经外院查诊断"肺炎"，经抗炎、化痰等治疗后好转。此后患者每于受凉或季节交替、温度变化时反复出现咳嗽咯痰，喘促，动则喘憋，每年发展时间大于3个月，经查诊断"慢性阻塞性肺疾病"，长期应用氟替美维吸入粉雾剂。1月前患者着凉后出现咳嗽、气喘加重，痰色黄，动则喘促，腹胀，眠差，小便可，大便干。否认食物药物过敏史。出生于北京，工作、生活于此地，无烟酒不良嗜好。20岁结婚，配偶体健，育有2子1女。否认家族遗传病病史。望诊：有神，行动自如，舌红少津，苔黄腻。闻诊：发音自然，无病体异味。切诊：脉弦滑。

●证候分析：痰热郁肺。

●中医诊断：喘证（痰热郁肺型）。

●西医诊断：睡眠呼吸暂停。

●电热针治法：宣肺止咳，扶正益气。

针方：电热针取穴：曲池（双）、足三里（双）、三阴交（双）。毫针取穴：膻中、中脘、建里、滑肉门（双）、天枢（双）、关元、水道（双）、提托（双）、合谷（双）、外关（双）、阴陵泉（双）、太溪（双）、太冲（双）。操作：选定穴位，常规皮肤消毒。使用电热针不施补泻手法，直刺曲池、足三里、三阴交，刺入深度0.5-0.6寸，接通电热针仪器，电流量调至：55-60mA，以温热或可耐受为度。使用毫针直刺合谷（双）、外关（双）、阴陵泉（双）、太溪（双）、太冲（双），刺入深度0.5-0.6寸；延经络循行方向与水平30°角斜刺膻中、中脘、建里、滑肉门（双）、天枢（双）、关元、水道（双）、提托（双），刺入深度0.5-

0.6寸。留针30分钟。疗程：1周5次，10次为1个疗程。

●中药治法：清肺化痰平喘。

处方：麻黄5g、生石膏15g、杏仁6g、炒薏苡仁20g、桑叶15g、半夏9g、黄芩10g、连翘15g、细辛3g、芦根10g、川贝母4g、金银花10g、焦三仙各15g、甘草6g。上方每日1剂，水煎服，早晚各1次。

连续三个疗程结束后，患者咳痰症状较前明显减轻，痰色白，喘促症状减轻，睡眠较前改善。

按：夏老电热针治疗慢性阻塞性肺疾病，电热针组穴：曲池、足三里、三阴交以扶正益气。正气存内、邪不可干。足三里为足阳明胃经之合穴、胃腑之下合穴，"合治内腑"，电热针刺足三里，以健脾益气；足阳明经多气多血，针刺该经可以起到很好的扶助正气的效果。三阴交为肝脾肾三经之交会穴，并归属脾经，电热针直刺三阴交，不仅温补脾胃，脾胃为后天之本，气血生化之源，脾胃功能强则气血化生有源。曲池穴为大肠经合穴，肺与大肠相表里，针刺曲池穴能起到很好的清肺热作用。根据患者症状、体征，四诊合参，证属痰热郁肺，中药汤剂治以清肺化痰平喘为法，方用麻黄、石膏宣泄肺热，杏仁肃降肺气，薏苡仁健脾化痰，桑叶、黄芩、芦根、连翘清肺热，川贝、半夏清热化痰，生甘草调和诸药，少佐细辛温化肺饮。

# 第七章 生殖系统疾病

## 第一节 继发性不孕症

### 一、诊治经验

继发性不孕一般是指女性以前有过妊娠，而后连续 1 年在未避孕的情况下未孕。导致继发性不孕的原因中，女性因素约占 50%，男性因素造成的不育约占 40%，其他综合因素约占 10%。女性因素一般与子宫因素（子宫肌瘤、子宫畸形、宫腔粘连、子宫内膜异位症等）、输卵管因素（输卵管炎症、输卵管痉挛、输卵管结核等）、卵巢因素、下生殖器道炎症因素、免疫因素、精神因素、人工流产因素、化学物理性因素、全身性疾病以及盆腔炎、盆腔腹膜炎、结核性腹膜炎、腹膜子宫内膜异位症等其他因素有关。另外，男性因素（睾丸炎、附睾炎或结核、精囊炎、前列腺炎、尿道炎等）也是导致女性继发性不孕的原因之一。

夏老认为，继发性不孕患者多为脾胃虚弱，脾气不足，脾阳不旺，运化水谷精微失常，营养精微匮乏，无以濡养周身，故常显神疲乏力，面色微黄。脾虚及肾，肾为先天之本，肾藏精纳气，脾为后天之本，主运化水谷精微，气血生化之源，脾肾不足故精神疲倦。阳不入阴，偶失眠。腰为肾之府，故常见腰酸。舌象常见淡红，肥胖，边有齿痕，苔白腻，脉细滑为脾肾两虚之象。因此多辨为冲任之病，其证多属脾肾两虚。

因此，夏老以电热针治疗继发性不孕，多取背部俞穴培补肾精，补充肾气。关元属于任脉，是足三阴、任脉之会，为元阴元阳之所在；配以足三里和三阴交调理冲任。子宫、卵巢为经外奇穴，取之可调养胞宫、卵巢，为治疗不孕之效穴。带脉为足少阳胆经穴，主治月经不调、经闭等，可祛湿化痰，为妇科常用穴。天枢、丰隆、梁丘、为足阳明胃经穴位，均有健脾化痰调经之功。百会、四神聪，调理神志，安冲任；血海活血化瘀，次髎调经促孕。以达到健脾补肾，调经促孕的功效。

## 二、临证验案

案一 患者齐某，女性，37 岁，2019 年 2 月 15 日初诊

● 主诉：未避孕未孕 3 年。

未避孕未孕 3 年，月经周期 30-40 天，行经 3-4 天，量偏少，色暗红，痛经不明显。末次月经：2018 年 11 月 05 日。曾于 2018 年 4 月在北京某医院就诊，诊断为早发性卵巢功能不全，FSH 17.5U/L,查 AMH 0.215，彩超提示仅左侧卵泡有 1 枚窦卵泡，医生建议试管，但是因为患者工作原因，没有复诊。曾于 2018 年 7 月查子宫输卵管造影，提示左侧输卵管不通。2018 年 11 月再次复查，彩超提示没有明显窦卵泡，医生建议供卵生育。患者拒绝，现求助于中医治疗。现症：神疲乏力，面色萎黄，少气懒言，纳差，精神疲倦，偶失眠，腰酸，大便偏烂，小便正常。否认食物药物过敏史。出生于河北，10 多年前来北京，工作、生活于此地，否认冶游史，无烟酒不良嗜好。13 岁初潮，月经周期 30-40 天，行经 3-4 天，量偏少，色暗红，痛经不明显。末次月经：2018 年 11 月 05 日。23 岁结婚，配偶体健，男方精液正常。G3P0。3

次人工流产。否认家族遗传病病史。望诊：有神，形体端正，行动自如，舌淡胖，边有齿痕，苔白腻。闻诊：发音自然，无病体异味。切诊：皮肤温、湿润，脉细滑。

●证候分析：脾肾两虚。

●中医诊断：①不孕症（脾肾两虚型）。②月经不调。

●西医诊断：①继发性不孕症。②早发性卵巢功能不全。③左侧输卵管不通。

●电热针治法：健脾补肾，调经助孕。

针方：正面：电热针：取穴足三里（双）、三阴交（双）、关元、气海；毫针：天枢（双）、带脉（双）、子宫（双）、卵巢（双）、丰隆（双）、梁丘（双）、血海（双）；百会、四神聪；背面：电热针：脾俞穴（双）、肝俞穴（双）、肾俞穴（双）；毫针：百会、四神聪、三焦俞穴（双）、次髎穴（双）操作：选定穴位，常规皮肤消毒。使用电热针实施平补手法，采用循经取穴的综合针刺方法。电热针是选用北京华针圣科技发展有限公司所制造的ＤＲＺ—1型电热针机和六号电热针的组合装置。电热针刺入穴位，进针方向与皮肤呈垂直针刺，进针深度必须达到1–1.5 cm，频率为50–55mA。将可加热的针体送入皮肤内，注意以不损害健康皮肤为度。以温热或舒适为度。百会、四神聪，选取0.25mm×25mm的毫针，平刺，针刺深度为0.5–1.5cm，足三里（双）、三阴交（双）、关元、气海、天枢（双）、带脉（双）、子宫（双）、卵巢（双）、丰隆（双）、梁丘（双）、血海（双）选0.25mm×40mm的毫针，直刺，针刺深度均为0.5–3.0cm，脾俞穴（双）、肝俞穴（双）、肾俞穴（双）、三焦俞穴（双），选取0.25mm×25mm的毫针，平刺或斜刺，轻轻进针，针刺0.5～0.8寸左右；次髎穴（双）直刺1—1.5寸。平补手法，得气为度，留针30min。疗程：1周3次，30次为1个周期。

●中药治法：健脾补肾，调经助孕。以《太平惠民和剂局方》四君子汤合《金匮要略》金匮肾气丸加减。

处方：制附子 6g、桂枝 10g、熟地 15g、山萸肉 10g、山药 10g、泽兰 10g、茯苓 15g、牡丹皮 10g、枸杞子 10g、党参 20g、黄芪 15g、白术 10g、炙甘草 6g、白芍 10g、川芎 10g、赤芍 10g、菟丝子 15g、续断 15g、白扁豆 10g、郁金 10g、炒山楂 10g、炒麦芽 10g、炒谷芽 10g、夜交藤 20g、酸枣仁 15g、炙甘草 6g。上方每日 1 剂，水煎服，早晚各 1 次。

连续治疗一个周期后，患者神疲乏力、腰酸、纳差、失眠交前明显缓解，大便正常。月经自然来潮，量不多，色红，无痛经，无乳房胀痛。舌淡胖，边有齿痕，苔白腻，脉细滑。大便偏烂，加白扁豆去湿实大便。赤芍 10g、川芎 10g 补血调经。加泽兰 10g 以加强活血调经。加白芍以养血柔肝。加菟丝子、续断强腰补肾。加郁金行气活血。加炒山楂 10g、炒麦芽 10g、炒谷芽 10g 消食导滞，加黄芪 15g，健脾补气。加夜交藤 20g、酸枣仁 15g 安神助眠，炙甘草调和诸药。再服 7 剂，无不适症状、另无新增症状，后以上方加减。经期停用。 2019-04-24 复查激素六项：雌二醇，453.7pmol/L，促卵泡激素，4.0mIU/mL，促黄体生成素，5.8IU/L，孕酮，1.27nmol/L，催乳素，319.90uIU/ml，睾酮，0.41nmol/l；彩超：内膜厚 8mm，白带常规：清洁度 II 度。2019-05-27 查尿早早孕阳性。孕酮（PROG III），21.89ng/mL，绒毛膜促性腺激素及 β 亚单位，974.500mIU/mL；（2019-5-31）孕酮，18.79ng/mL，血 HCG，6327.000mIU/mL；2019-06-08 彩超：子宫前位，大小 62×55×45mm，肌层回声均匀，宫内可见胎囊，大小约 15×22×7mm，内可见卵黄囊及胎芽，胎芽长 2mm，可见胎心搏动及胎心反射血流信号。于胎囊右前方可见宽约 7mm 无回声。附件区未见异常回声及异常血流信号。盆腔未见积液。 影像诊断：宫内早孕，活胎，5w+ 宫腔内无回声 绒毛膜下出血可能。予以黄体酮软胶囊(100mg*12 粒 ) 每晚一次每次用量 200mg 口服；太子参 15g 、麸炒山药 15g、菟丝子 15g、续断

10g、阿胶(烊化)9g、桑寄生 15g、麸炒白术 10g、炙甘草 5g。于 2020 年 1 月分娩一健康女婴。

按语：电热针具有"通"和"温"这两个方面的功效。电热针可以温通经络，疏风散寒、改善气血运行。通过经络影响全身，改善全身状况。其作用为温通经络，驱除痰湿，行气活血，补肾健脾，调经助孕。故取背部俞穴培补肾精，补充肾气。关元属于任脉，是足三阴、任脉之会，为元阴元阳之所在；配以足三里和三阴交调理冲任。气海，《针灸资生经》："治脏气虚惫，真气不足，一切气疾不瘥，皆灸之"，故而电热针非常适宜。子宫、卵巢为经外奇穴，取之可调养胞宫、卵巢，为治疗不孕之效穴。带脉为足少阳胆经穴，主治月经不调、经闭等，可祛湿化痰，为妇科常用穴。天枢、丰隆、梁丘、为足阳明胃经穴位，均有健脾化痰调经之功。百会、四神聪，调理神志，安冲任；血海活血化瘀，次髎调经促孕。以达到健脾补肾，调经促孕的功效。金匮肾气丸出自《金匮要略》，又名八味肾气丸。 金匮肾气丸是为肾阳不足之证而设，故以补肾助阳为法，"益火之源，以消阴翳"，辅以利水渗湿。方用桂枝、附子温肾助阳，熟地黄、山茱萸、淮山药滋补肝、脾、肾三脏之阴，阴阳相生，刚柔相济，使肾之元气生化无穷；再以泽泻、茯苓利水渗湿，牡丹皮擅入血分，伍桂枝可调血分之滞。诸药合用，助阳之弱以化水，滋阴之虚以生气，使肾阳振奋，气化复常。四君子中人参为君，夏老改用党参，党参的性味甘平，作用的力量比较缓和，甘温益气，健脾养胃。臣以苦温之白术，健脾燥湿，加强益气助运之力；佐以甘淡茯苓，健脾渗湿，苓术相配，则健脾祛湿之功益著。使以炙甘草，益气和中，调和诸药。四药配伍，共奏益气健脾之功。二方合用，共奏健脾补肾，温阳调经助孕之功。夏老认为金匮肾气丸合四君子汤，治疗脾肾两虚型不孕症及月经不调效果颇佳；畏寒肢冷者，可将桂枝改为肉桂，并加重桂、附之量；若用于性欲低下，可加淫羊藿、补骨脂、巴戟天等以助壮阳起痿之力；痰饮咳喘者，加干姜、细辛、半夏等以温肺化饮。呕吐，加法半夏、苏梗以降逆止呕；胸膈痞满者，加枳壳、陈皮以行气宽胸；心悸失眠者，加远志、酸枣仁以宁心安神；若畏寒肢冷，脘腹疼痛者，加干姜、附子以温中祛寒。

# 第二节 多囊卵巢综合征

## 一、诊治经验

多囊卵巢综合征（PCOS）是生育年龄妇女常见的一种复杂的内分泌及代谢异常所致的疾病，以慢性无排卵（排卵功能紊乱或丧失）和高雄激素血症（妇女体内男性激素产生过剩）为特征，主要临床表现为月经周期不规律、不孕、多毛和/或痤疮，是最常见的女性内分泌疾病。PCOS患者的卵巢增大、白膜增厚、多个不同发育阶段的卵泡，并伴有颗粒细胞黄素化。PCOS是Ⅱ型糖尿病、心血管疾病、妊娠期糖尿病、妊娠高血压综合征以及子宫内膜癌的重要危险因素。PCOS的临床表型多样，病因不清，PCOS常表现家族群聚现象，提示有遗传因素的作用。

夏老认为，多囊卵巢综合征患者多痰湿内盛，或饮食劳倦，或忧思过度，损伤脾气，脾失健运，痰湿内生，阻滞冲任胞脉，而致经闭不来，不能摄精成孕。痰湿脂膜阻滞于冲任，气血运行受阻，血海不能按时满盈，则月经后期；痰湿内阻胞宫，则不能摄精成孕；脾虚痰湿不化，下注冲任，则带下量多；痰湿内困，清阳不升，浊阴不降，则头晕胸闷，多痰；痰湿溢于肌肤，则形体肥胖；留滞于经髓，则肢倦神疲。其辨病多为冲任胞宫之病。

因此，夏老以电热针治疗多囊卵巢综合征，多取背部俞穴培补肾精，补充肾气。关元配以足三里和三阴交调理冲任，调经种子。气海，子宫、卵巢调养胞宫、卵巢，调经促卵。带脉可祛湿化痰。中脘穴、天枢、丰隆、梁丘、健脾化痰调经之功。百会、四神聪、膻中调理神志，调理气机、安冲任；血海活血化瘀，次髎调经促孕。最终达到健脾补肾，调经促孕的功效。

## 二、临证验案

案一 患者张某，女性，32 岁，2019 年 5 月 10 日初诊

● 主诉：未避孕未孕 2 年。

未避孕未孕 2 年，月经周期 3-4 月，经期 7 天，偶痛经，末次月经：2019 年 4 月 10 日。身高 160cm，体重 68kg。2019 年初查女性激素 FSH：5.3IU/L，LH：15.3IU/L，E2：136.6 pmol/L，T：5.2nmol/L，P:1.53nmol/L，PRL：345.uIU/L，彩超提示双侧卵巢多囊改变。诊断为多囊卵巢综合征，不孕症，曾口服达英 -35、克罗米芬等药物治疗，效果不佳。患者现要求中医治疗。现症：形体肥胖，多毛，面部痤疮，头晕胸闷，呕恶有痰，肢倦神疲，脘腹胀闷；带下量多，色白，质稀；舌体胖大，色淡，边有齿痕，苔厚腻，脉沉滑。对头孢类药物过敏，否认其他食物药物过敏史。出生于北京，工作、生活于此地，否认冶游史，无烟酒不良嗜好。13 岁初潮，月经周期 3-4 月，经期 7 天，偶痛经，末次月经：2019 年 4 月 10 日。28 岁结婚，配偶体健，男方精液正常。G0。否认家族遗传病病史。望诊：有神，形体端正，行动自如，舌体胖大，色淡，边有齿痕，苔厚腻。闻诊：发音自然，无病体异味。切诊：皮肤温、湿润，脉沉滑。

● 证候分析：脾虚痰湿。

● 中医诊断：不孕症（脾虚痰湿）。

● 西医诊断：①不孕症。②多囊卵巢综合征。

● 电热针治法：健脾化痰除湿，通络调经助孕。

针方：正面：电热针：取穴足三里（双）、三阴交（双）、天枢（双）。毫针：关元、气海、带脉（双）、子宫（双）、卵巢（双）、丰隆（双）、梁丘（双）、血海（双）；膻中、中脘、百会、四神聪；背面：电热针：脾俞穴（双）、肝俞穴（双）、肾俞穴（双）；毫针：百会、四神聪、三焦俞穴（双）、次髎穴（双）。操作：选定穴位，常规皮肤消毒。使用电热针实施平补手法，采用循经取穴的综合针刺方法。电热针是选用北京华针圣科技发展有限公司所制造的ＤＲＺ—1型电热针机和六号电热针的组合装置。取穴足三里（双）、三阴交（双）、天枢（双）。电热针刺入穴位，进针方向与皮肤呈垂直针刺，进针深度必须达到 1-1.5 cm，频率为 50-55mA。将可加热的针体送入皮肤内，注意以不损害健康皮肤为度。以温热或舒适为度。百会、四神聪，选取 0.25mm×25mm 的毫针，平刺，针刺深度为 0.5-1.5cm，足三里（双）、三阴交（双）、关元、气海、带脉（双）、子宫（双）、卵巢（双）、丰隆（双）、梁丘（双）、血海（双）选 0.25mm×40mm 的毫针，直刺，针刺深度均为 0.5-3.0cm，脾俞穴（双）、肝俞穴（双）、肾俞穴（双）、三焦俞穴（双），选取 0.25mm×25mm 的毫针，平刺或斜刺，轻轻进针，针刺 0．5～0．8 寸左右；次髎穴（双）直刺 1-1.5 寸。平补手法，得气为度，留针 30min。疗程：1 周 3 次，30 次为 1 个周期。

中药治法：健脾化痰除湿，通络调经助孕。以《叶天士女科诊治秘方》苍附导痰丸加减。

处方：麸炒苍术 10g、香附 10g、陈皮 10g，制南星 6g，枳壳 10g，法半夏 6g，川芎 10g、麸炒山药 20g、党参 15g、黄芪 15g、炒白术 10g、菟丝子 15g、鸡血藤 30g、泽兰 10g、陈皮 10g、砂仁（后下）10g、白芷 10g、生姜 3 片。上方每日 1 剂，水煎服，早晚各 1 次。

经过连续三个周期治疗后，月经复潮。复查激素六项：雌二醇，453.7pmol/L，促卵泡激素，4.0mIU/mL，促黄体生成素，6.4IU/L，孕酮，1.27nmol/L，催乳素，319.90uIU/ml，睾酮，4.41nmol/l。经后监测卵泡。2019-08-27 查尿早早孕阳性。于 2020 年 4 月分娩一健康男婴。

按：夏老认为多囊卵巢综合征以肥胖者居多，肥人多痰湿，痰乃津液之变，瘀乃血液凝滞，津血同源，痰瘀相互渗透共同存在于肥胖人体内。多囊卵巢综合征多胰岛素抵抗，针刺治疗 PCOS 的机制，是通过改善胰岛素抵抗，降低胰岛素水平，从而使雄激素和促黄体生长激素 (LH) 水平降低、促卵泡激素 (FSH) 水平升高，调整并使下丘脑—垂体—卵巢轴分泌功能趋于正常，恢复排卵；且针刺对 PCOS 患者的体重指数水平有显著的调整作用。电热针可以温通经络，疏风散寒、驱除痰湿，行气活血，补肾健脾，调经助孕。取背部俞穴培补肾精，补充肾气。关元配以足三里和三阴交调理冲任，调经种子。气海，子宫、卵巢调养胞宫、卵巢，调经促卵。带脉可祛湿化痰。中脘穴、天枢、丰隆、梁丘、健脾化痰调经之功。百会、四神聪、膻中调理神志，调理气机、安冲任；血海活血化瘀，次髎调经促孕。最终达到健脾补肾，调经促孕的功效苍附导痰丸出自《叶天士女科诊治秘方》，茯苓健脾利湿，半夏、南星燥湿化痰、降逆止呕，陈皮、枳壳理气和胃的；甘草调和诸药，苍术化湿浊、祛风散寒的；香附行气活血的；生姜温中开胃。全方健脾化痰除湿，通络调经助孕。夏老认苍附导痰丸，治疗痰湿型多囊卵巢综合征、月经后期、不孕症等效果确切；若月经不行，为顽痰闭塞者，可加浙贝母、海藻、石菖蒲软坚散结，化痰开窍；痰湿已化，血滞不行者，加川芎、当归活血通络；脾虚痰湿不化者，加白术、党参以健脾祛湿；胸膈满闷者，加郁金、薤白以行气解郁。

# 第三节 外阴白色病变

## 一、诊治经验

外阴白色病变主要指女性外阴白斑，是一种妇科顽固性慢性疾病，患者外阴皮肤及黏膜组织发生变性以及色素改变，又称为外阴硬化性苔藓。本病多发生于青春期前、围绝经期及绝经后，临床表现多为外阴瘙痒、灼痛，夜间明显加重；同时皮肤与黏膜会表现为白斑状改变、破溃或萎缩，严重者累及阴蒂和阴唇、阴唇后联合及肛周等部位，患者还可能出现阴道口狭窄粘连和性交痛，其中部分病例有恶变可能。究其发病原因尚不明确，西医一般认为该病的发病与免疫力低下、自身激素水平、遗传以及个人精神感情因素有关。

夏老认为，外阴白色病变患者多病程时间长，久病及虚，又多因肝肾不足，肾气渐亏，天癸竭，阴精耗伤，肝肾阴血亏损，阴虚血虚生风化燥，阴部皮肤黏膜失去濡养而瘙痒不宁。肝肾阴虚，精血亏虚，血虚阴虚生风化燥，肌肤失杨，故外阴常瘙痒干涩；阴虚生热，虚热熏蒸，故外阴常灼热，五心烦热；肝肾阴虚，精血不足荣养肌肤，故皮肤失去濡养而变得菲薄、皲裂溃破，因外阴瘙痒难忍，反复瘙痒，又会加重外阴症状。阴虚阳亢，虚火上炎，故头晕目眩。肾虚则腰膝酸软。阴虚无以濡养肠道，大便常干燥。其辨证多属肝肾阴虚。

因此，夏老以电热针治疗外阴白色病变，多取外阴局部阿是穴；可以温通经络，疏风散寒、改善气血运行。配穴中曲骨为任脉、肝经之会，会阴为任脉络穴，又与督脉、冲脉交会，均可治疗泌尿生殖系疾病，二穴相配治疗前阴疾病疗效显著；再加足三里、三阴交补脾益气，通调肝、脾、肾经气血；中极健脾湿，通利三焦；太溪、太冲补益肝肾，培元固本。夏老认为认为外阴白色病变主要病机为本虚标实，电热针属于温补疗法，不仅能直击病灶，改善局部气血运行，其温热、通络的作用还可通过经络改善全身状况。通过局部与全身综合调理，达到协同作用，在治疗外阴白色病变过程中形成良性循环。

## 二、临证验案

案一 马某某，女，85岁，2018年6月12日初诊

●主诉：反复外阴瘙痒50+年，加重5年。

患者于50+年前无明显诱出现外阴瘙痒，大小阴唇黏膜菲薄、皲裂、逐渐变白，夜间加重，曾就诊于北京各大医院诊治，使用激素类药物外涂、中药外洗等方法，症状反复。最近5年，外阴瘙痒症状加重，奇痒难忍，尿道口周边也出现奇痒难受，外阴大小阴唇萎缩，尿道口粘连，小阴唇粘连，经过反复治疗症状逐渐加重，于2017年6月北京妇产医院行外阴活检，病理结果：（外阴）破碎的鳞状上皮条，表面角化亢进显著，颗粒层细胞及棘层细胞增生，考虑为营养不良性病变。刻下症见：外阴、尿道口周围干涩奇痒，灼热疼痛，夜间加重，颜色变白、菲薄、皲裂破溃，心烦，潮热烦躁，夜间盗汗，眩晕耳鸣，五心烦热，胃胀，腰膝酸软，大便干燥，小便短小。否认食物药物过敏史。出生于北京，工作、生活于此地，无烟酒不良嗜好。有高血压、心脏病病史。15岁月经初潮，月经周期28天，经期5天，22岁结婚，配偶体健，育2子，已绝经30多年，否认异常阴道流血及排液。否认家族遗传病病史。望诊：有神，形体端正，行动自如，舌体干瘦，舌红，苔少。闻诊：发音自然，无病体异味。切诊：皮肤温、湿润，手足心热，脉细数无力。

●证候分析：肝肾阴虚。

●中医诊断：阴痒（肝肾不足型）。

●西医诊断：外阴白色病变（外阴硬化性苔藓）。

●电热针治法：滋阴补肾，清肝止痒。

针方：电热针取穴：外阴局部阿是穴。毫针取穴：曲骨、中极、会阴、足三里（双）、三阴交（双）、太溪（双）、太冲（双）。操作：选定穴位，常规皮肤消毒。使用电热针不施补泻手法，采用局部取穴加曲骨穴、会阴穴及循经取穴的综合针刺方法。电热针是选用北京华针圣科技发展有限公司所制造的ＤＲＺ—１型电热针机和六号电热针的组合装置。根据病人发病部位、病损大小，按电热针的散热面积，计算进针的多少，一般间距 2 cm 进针 1 支。电热针刺入皮肤黏膜白色区，进针深度必须达到 1-1.5 cm，频率为 50-75mA，温度在 38℃ ~39 度℃ ±1℃。将可加热的针体送入皮肤内，注意以不损伤健康皮肤为度。毫针取曲骨、会阴、中极、归来、足三里、三阴交、太溪、太冲。患者仰卧位，双腿分开、屈曲，将电热针左右各三支均匀刺入变白的皮肤黏膜，15° ~30°角斜刺进针，进针 0.7 寸，连接电热针治疗仪，将六根导线的正负极分别接在电热针的针柄和针体上，正负极之间及每个电热针之间用消毒干棉球、隔开，防止短路，然后用胶布固定导线，以免牵拉引起患者不适。接通电热针仪，逐个调、节电流大小，给予 60mA 左右电流，以患者有温热舒适感为宜；毫针直刺曲骨 0.5 寸、会阴 0.5 寸、中极 0.5 寸、归来 0.5 寸、足三里 0.7 寸、三阴交 0.6 寸、太溪 0.5 寸、太冲 0.5 寸。每次留针 30 分钟。如患者无不适，疗程间可不休息，继续治疗。月经期停止治疗。疗程：1 周 5 次，30 次为 1 个周期。连续治疗 90 次。

●中药治法：滋阴补肾，清肝止痒。以《太平惠民和剂局方》四君子汤合杞菊地黄丸《医级》加减。

处方：菊花 10g、枸杞子 10g、地黄 15g、山萸肉 15g、麸炒山药 15g、泽泻 10g、牡丹皮 10g、茯苓 15g、党参 20g、麸炒白术 10g、炙甘草 6g、丹参 30g、红景天 15g、夏枯草 15g、石决明 30g、煅赭石 30g、全蝎 6g、炒僵蚕 10g、白鲜皮 15g、蛇床子 10g、炒莱菔子 10g。上方每日 1 剂，水煎服，早晚各 1 次。

治疗 5 次后，患者外阴瘙痒症状完全消失，患者外阴瘙痒较前缓解，潮热盗汗好转，眩晕耳鸣好转，大便通畅。舌质红，苔薄白，脉细。去黄连、三棱、莪术清热活血药。加枳壳 10g、厚朴 10g 以健脾理气。加山药 10g 补脾气，再服 14 剂，无不适症状、另无新增症状，后以上方加减，梦多易醒加夜交藤、酸枣仁、生龙骨；乏力加太子参、黄芪、当归。治疗 90 次后，患者外阴皮肤色泽红润。

按：夏氏电热针治疗外阴慢性单纯性苔藓、外阴硬化性苔藓、外阴硬化性苔藓合并慢性单纯性苔藓。电热针组穴：外阴局部阿是穴；可以温通经络、疏风散寒、改善气血运行。配穴中曲骨为任脉、肝经之会，会阴为任脉络穴，又与督脉、冲脉交会，均可治疗泌尿生殖系疾病，二穴相配治疗前阴疾病疗效显著；再加足三里、三阴交补脾益气，通调肝、脾、肾经气血；中极健脾湿，通利三焦；太溪、太冲补益肝肾，培元固本。夏老认为外阴白色病变主要病机为本虚标实，电热针属于温补疗法，不仅能直击病灶，改善局部气血运行，其温热、通络的作用还可通过经络改善全身状况。通过局部与全身综合调理，达到协同作用，在治疗外阴白色病变过程中形成良性循环。多数患者治疗 1～2 次后瘙痒明显改善，自觉症状明显减轻或消失，但要恢复皮肤黏膜的颜色和弹性需坚持治疗杞菊地黄丸出自《医级》，熟地黄滋阴养血、益肾填精，为补肝肾、益精血之要药，酒萸肉善补益肝肾；麸炒山药善养阴益气、补脾肺肾，平补气阴之要药；枸杞子善补肝肾而益精明目；菊花善疏风清热、平肝明目。牡丹皮清热凉血、退虚热；茯苓善健脾、渗利水湿，助山药健脾益肾而不留湿；泽泻善泄相火、渗利湿浊，防熟地滋腻生湿。诸药合用，共奏滋补肝肾明目之功。四君子汤出自《太平惠民和剂局方》，人参为君，夏老用党参，甘温益气，健脾养胃。臣以苦温之白术，健脾燥湿，加强益气助运之力；佐以甘淡茯苓，健脾渗湿，苓术相配，则健脾祛湿之功益著。使以炙甘草，益气和中，调和诸药。四药配伍，共奏益气健脾之功。夏老认为杞菊地黄丸合四君子汤可健脾补气养血，补益肝肾。加丹参 30g 加强活血化瘀，红景天 15g，益气活血通脉通痹；夏枯草 15g、石决明 30g 清肝热；煅赭石 30g 平肝潜阳；全蝎 6g、炒僵蚕 10g 平肝熄风，搜风通络，解痉止痛；白鲜皮 15g、蛇床子 10g 清热燥湿、祛风解毒、杀虫止痒；炒莱菔子 10g 消食除胀。

# 第四节 卵巢早衰

## 一、诊治经验

卵巢早衰是指卵巢功能衰竭所导致的 40 岁之前即闭经的现象。特点是原发或继发闭经伴随血促性腺激素水平升高和雌激素水平降低，并伴有不同程度的一系列低雌激素症状如：潮热多汗、面部潮红、性欲低下等。妇女的平均自然绝经年龄为 50～52 岁，绝经年龄存在着种族和地区分布的差异。卵巢早衰是一种有多种病因的综合征，在大部分的病例中病因还不明确。从临床上主要分为遗传因素和免疫因素导致。

夏老认为，卵巢早衰患者多肝肾阴虚导致肾精亏虚，肝血不足，气血亏虚，无血可下，故常见月经稀发，停闭。肝肾阴液亏虚，虚热内生，火逼水涸，血海燥涩渐涸，故潮热烦躁，口干咽燥。虚热内生，蒸津外泄则夜间盗汗。腰为肾之府，肾精不足，则腰膝酸软。肝开窍于目，肝血不足，则两目干涩。肝肾阴虚，阴液不足以濡养冲任，故常见阴道干涩。津液不足，无以润泽肠道，故大便偏干。其辨病多为冲任之病，辨证多属肝肾阴虚。

因此，夏老以电热针治疗卵巢早衰，多取足三里（双）、三阴交（双）、天枢（双）以培补肝肾、健脾补血。足三里既为足阳明胃经之合穴，又为胃腑之下合穴，"合治内腑"，电热针刺足三里，以温通经络、调和气血、强脾健胃；三阴交为肝脾肾三经之交会穴，并归属脾经，电热针直刺三阴交，不仅温补调理脾胃气血。还能调补肝肾，从而达到全身性调整，增强机体抗病能力，有利于疾病的恢复。中脘为胃之募穴、八会穴之腑会，能健运中洲，理气止痛。取三阴交、太溪、太冲培补肝肾，三阴交为足三阴经的交汇，通调肝脾肾，太溪为肾经原穴，太冲为肝经输穴、原穴，三穴配伍，培补肾精，针对卵巢早衰的根本，又兼理气活血之功。以百会、本神、神庭安情志，百会位于督脉，有"三阳五会"之称；本神为足少阳胆经"络肝、属胆"，与肝经相表里，起疏肝调神作用；神庭为督脉、足太阳、阳明之会，远端配合太冲，太冲穴为肝经原穴，共奏疏肝滋肝、益髓充脑调神之用。关元、大赫调理冲任，关元穴位于任脉，为任脉与足三阴经的交汇，内藏元阴元阳。归来、子宫、中极：养血活血。

## 二、临证验案

案一 刘某，女，39岁，2018年5月22日初诊

●主诉：月经稀发1年，停经3个月。

患者既往月经正常，月经周期30天，经期6～7天，量中等，最近1年来，经常熬夜加班，月经推迟，月经周期2-3月，需口服黄体酮类药物催经。末次月经：2018年2月20日。最近1年来，出现潮热烦躁，夜间盗汗，腰膝酸软，口干咽燥，经过外院中药治疗不见好转，未转经。于2018年3月20日在北京市第一中西医结合医院就诊，查女性激素 FSH：43.6IU/L，LH：19.1IU/L，E2：136.6 pmol/L，考虑为卵巢早衰。刻下症见：潮热烦躁，夜间盗汗，腰膝酸软，口干咽燥，两目干

涩，阴道干涩。大便偏干，小便正常。否认食物药物过敏史。出生于北京，工作、生活于此地，否认冶游史，无烟酒不良嗜好。14 岁月经初潮，月经周期 30 天，经期 6～7 天，24 岁结婚，配偶体健，育 1 女，末次月经：2018 年 2 月 20 日。工具避孕。无生育要求。否认家族遗传病病史。望诊：有神，形体端正，行动自如，舌尖红边有瘀点，苔红。闻诊：发音自然，无病体异味。切诊：皮肤温、湿润，脉细。

●证候分析：肝肾阴虚。

●中医诊断：月经病（肝肾阴虚型）。

●西医诊断：卵巢早衰。

●电热针治法：滋补肝肾，养血活血。

针方：正面：电热针取穴：足三里（双）、三阴交（双）、天枢（双）。毫针取穴：百会，神庭（双）、本神（双）、中脘、关元、归来（双）、子宫（双）、中极、大赫（双）、卵巢（双）、血海（双）、太冲（双）、太溪（双）。操作：选定穴位，常规皮肤消毒。使用电热针不施补泻手法，采用局部取穴及循经取穴的综合针刺方法。电热针是选用北京华针圣科技发展有限公司所制造的ＤＲＺ—１型电热针机和六号电热针的组合装置。电热针刺入穴位，进针方向与皮肤呈垂直针刺，进针深度必须达到 1-1.5 cm，频率为 50-55mA。将可加热的针体送入皮肤内，注意以不损害健康皮肤为度。以温热或舒适为度。百会，神庭、本神，选取 0.25mm×25mm 的毫针，平刺，针刺深度为 0.5-1.5cm，中脘、关元、归来（双）、子宫（双）、中极、大赫（双）、卵巢（双）、血海（双）、太冲（双）、太溪（双），选 0.25mm×40mm 的毫针，直刺，针刺深度均为 0.5-3.0cm，平补平泄手法，得气为度，留针 30min。疗程：1 周 3 次，30 次为 1 个周期。

●中药治法：滋补肝肾，养血活血。以《医级》杞菊地黄丸合《太平惠民和剂局方》四物汤加减。

处方：熟地 15g、山萸肉 10g、山药 10g、泽兰 10g、茯苓 15g、牡丹皮 10g、菊花 10g、枸杞子 10g、女贞子 15g、泽泻 10g、白芍 10g、当归 10g、川芎 10g、赤芍 10g、香附 15g、白芷 10g、郁金 10g、炙甘草 6g、红花 6g。上方每日 1 剂，水煎服，早晚各 1 次。

一个周期治疗后月经复潮。患者潮热、盗汗症状缓解，阴道有少量透明分泌物，口干咽燥好转，大便正常。月经自然来潮，量不多，色红，无痛经，无乳房胀痛。舌质红，苔薄白，脉细。大便干燥，去山药健脾止泻药。四物汤中熟地 15g、红花 10g、赤芍 10g、川芎 10g 补血调经。加泽兰 10g 以加强活血调经。加白芍以养血柔肝。加女贞子滋阴填精。加郁金行气活血。加炙甘草调和诸药。再服 30 剂，无不适症状、另无新增症状，后以上方加减。虚烦少寐心悸，加夜交藤、柏子仁；虚热者，加青蒿、鳖甲。连续治疗 90 次后，月经恢复正常。查女性激素：FSH：19.5IU/L，LH：12.5IU/L，E2：268.9pmol/L

按：夏氏电热针治疗早发性卵巢功能不全、卵巢早衰、月经不调，电热针组穴：足三里（双）、三阴交（双）、天枢（双）以培补肝肾、健脾补血。足三里既为足阳明胃经之合穴，又为胃腑之下合穴，"合治内腑"，电热针刺足三里，以温通经络、调和气血、强脾健胃；三阴交为肝脾肾三经之交会穴，并归属脾经，电热针直刺三阴交，不仅温补调理脾胃气血。还能调补肝肾，从而达到全身性调整，增强机体抗病能力，有利于疾病的恢复。中院为胃之募穴、八会穴之腑会，能健运中洲，理气止痛。取三阴交、太溪、太冲培补肝肾，三阴交为足三阴经的交汇，通调肝脾肾，太溪为肾经原穴，太冲为肝经输穴、原穴，三穴配伍，培补肾精，针对卵巢早衰的根本，又兼理气活血之功。以百会、本神、神庭安情志，百会位于督脉，有"三阳五会"之称；本神为足少阳胆经"络肝、属胆"，与肝经相表里，起疏肝调神作用；神庭为督脉、足太阳、阳明之会，远端配合太冲，太冲穴为肝经原穴，共奏疏肝滋肝、益髓充脑调神之用。关元、大赫调理冲任，关元穴位于任脉，为任脉与足三阴经的交汇，内藏元阴元阳。归来、子宫、中极：养血活血。夏老认为凡月经不调者，皆应以调补冲任为主，夏老注重电热针针刺足三里、三阴交、天枢穴。无论月经病阴阳、气血、气滞血瘀等皆可用之。夏老认为卵巢早衰的三大病因为肝肾亏虚、冲任失调、情志内伤，并针对病因提出了调补肝肾、疏肝养血、调补冲任的针灸治疗原则，通过对一组特定穴位的针刺操作，达到补益肾精、调理冲任、条畅情志的作用，因其具有促进排卵，使月经来复，恢复卵巢功能的疗效杞菊地黄丸出自《医级》，熟地黄甘补微温，善滋阴养血、益肾填精，为补肝肾、益精血之要药，故重用为君药。酒萸肉酸甘微温补敛，善补益肝肾；山药甘补涩敛性平，善养阴益气、补脾肺肾，为平补气阴之要药；枸杞子甘润而平，善补肝肾而益精明目；菊花甘苦微寒，善疏风清热、平肝明目。四药相合，既助君臣药滋肾养肝，又疏风泻火明目，故共为臣药。牡丹皮辛散苦泄微寒，善清热凉血、退虚热，制山茱萸之温涩；茯苓甘补淡渗性平，善健脾、渗利水湿，助山药健脾益肾而不留湿；泽泻甘淡渗利性寒，善泄相火、渗利湿浊，防熟地滋腻生湿。三药相合，既泄肝肾之火，以免肝肾之阴被灼；又健脾渗湿，以免君臣药之腻滞，故共为佐药。诸药合用，共奏滋补肝肾明目之功。四物汤出自《太平惠民和剂局方》，以熟地、白芍阴柔补血之品（血中血药）与辛香的当归、川芎（血中气药）相配，动静结合，补血而不滞血，活血而不伤血，为妇科之圣方。二方合用滋补肝肾，清泄虚火，补血活血，冲任条畅，月经可通。夏老认为杞菊地黄丸合四物汤，治疗肝肾阴虚型月经不调效果颇佳；止痛加元胡10-15g；血瘀者加三棱、莪术6-10g。烦躁者：加柴胡、郁金；失眠者：加酸枣仁、合欢皮、夜交藤；记忆力下降者：加石菖蒲；头晕者：加天麻、钩藤、石决明、白芍；汗多者：加浮小麦、糯稻根、生牡蛎；五心烦热者：加生地黄、龟版、地骨皮；气短乏力者：加党参、黄芪；心悸者可：加龙骨、茯神；虚烦少寐心悸，加夜交藤、柏子仁；虚热者，加青蒿、鳖甲。

# 第五节 痛经

## 一、诊治经验

痛经为最常见的妇科症状之一，指行经前后或月经期出现下腹部疼痛、坠胀，伴有腰酸或其他不适，症状严重影响生活质量者。痛经分为原发性痛经和继发性两类，原发性痛经指生殖器官无器质性病变的痛经；继发性痛经指由盆腔器质性疾病，如子宫内膜异位症、子宫腺肌病等引起的痛经。原发性痛经在青春期多见，常在初潮后1～2年内发病。伴随月经周期规律性发作的以小腹疼痛为主要症状。继发性痛经症状同原发性痛经，由于内膜异位引起的继发性痛经常常进行性加重。疼痛多自月经来潮后开始，最早出于在经前12小时，以行经第1日疼痛最剧烈，持续2～3日后缓解。疼痛常呈痉挛性。一般不伴有腹肌紧张或反跳痛。可伴有恶心、呕吐、腹泻、头晕、乏力等症状，严重时面色发白、出冷汗。

夏老认为，痛经患者平素多寒邪凝聚，客于胞中，血被寒凝，气血不通则痛，故见经行腹痛剧烈；经期气血下注，故腰腹部坠胀酸痛；经血瘀滞，故色暗有块；寒邪客胃，胃气上逆，则恶心呕吐；寒邪中阻，阳气被遏，故手足发凉、喜温。

因此，夏老以电热针治疗痛经，多取足三里、三阴交、气海、关元为主穴，增强扶正补虚、温经通络的作用；水道、归来、天枢为局部取穴，调理冲任；地机为脾之郄穴，针刺可健脾养血、行气止痛；曲池、合谷活血止痛，太冲、太溪调补肝肾。诸穴共奏健运脾胃、化生气血、调畅冲任、荣养胞宫之效。

## 二、临证验案

案一 刘某，女，26 岁，2021 年 2 月 25 日初诊

●主诉：经行腹痛 2 年余。

患者 14 岁月经初潮，月经周期 28～30 天，经期 5～7 天，经量少，色暗红，有血块。2 年前出现经行腹痛，坠胀感，腰酸痛，疼痛剧烈，偶有恶心呕吐，须服止痛药，手足发凉，喜温畏寒，末次月经 2021 年 2 月 10 日，二便调。否认食物药物过敏史。出生于北京，工作、生活于此地，无烟酒不良嗜好。未婚。否认家族遗传病病史。望诊：有神，身形纤细，行动自如，舌暗红苔薄白。闻诊：发音自然，无病体异味。切诊：皮肤温，腹软无压痛，手足凉，脉沉细。

●证候分析：寒凝血瘀。

●中医诊断：痛经（寒凝血瘀型）。

●西医诊断：原发性痛经。

●电热针治法：温经散寒、活血止痛。

针方：电热针取穴：足三里（双）、三阴交（双）、气海、关元。毫针取穴：曲池（双）、合谷（双）、地机（双）、太溪（双）、太冲（双）、水道（双）、归来（双）、天枢（双）。操作：选定穴位，常规皮肤消毒。使用电热针不施补泻手法，直刺足三里、三阴交、气海、关元，刺入深度 0.5-0.6 寸，接通电热针仪器，电流量调至：50-60mA，以温热或舒适为度。使用毫针直刺曲池（双）、合谷（双）、地机（双）、太溪（双）、太冲（双）、水道（双）、归来（双）、天枢（双）。留针 30 分钟。疗程：1 周 5 次，10 次为 1 个周期

●中药治法：温经散寒、活血止痛。以温经汤加减。

处方：吴茱萸 5g，桂枝 10g，当归 10g，白芍 10g，川芎 10g，党参

15g，阿胶 10g（烊化），牡丹皮 10g，生姜 6g，姜半夏 6g，炙甘草 6g，益母草 15g，麦冬 10g，延胡索 10 g。上方每日 1 剂，水煎服，早晚各 1 次。连服 3 个月经周期。

续治疗 3 个月经周期后，患者经期痛经情况大为改善，腹痛，坠胀感减轻，无腰酸痛，无恶心呕吐。

按：夏氏电热针治疗痛经，以足三里、三阴交、气海、关元为主穴，增强扶正补虚、温经通络的作用；水道、归来、天枢为局部取穴，调理冲任；地机为脾之郄穴，针刺可健脾养血、行气止痛；曲池、合谷活血止痛，太冲、太溪调补肝肾。诸穴共奏健运脾胃、化生气血、调畅冲任、荣养胞宫之效。方中吴茱萸、桂枝温经散寒，通利血脉；当归、川芎活血祛瘀，养血调经；丹皮既助诸药活血散瘀，又能清血分虚热；阿胶甘平，养血止血，滋阴润燥；白芍酸苦微寒，养血敛阴，柔肝止痛；麦冬甘苦微寒，养阴清热。党参、甘草益气健脾；半夏、生姜辛开散结，通降胃气，以助祛瘀调经；益母草、延胡索活血止痛。诸药合用，共奏温经散寒，活血祛瘀之功。

# 第六节 更年期综合征

## 一、诊治经验

更年期综合征又称围绝经期综合征，指妇女绝经前后出现性激素波动或减少所致的一系列以自主神经系统功能紊乱为主，伴有神经心理症状的一组症候群。绝经可分为自然绝经和人工绝经两种。自然绝经指卵巢内卵泡用尽，或剩余的卵泡对促性腺激素丧失了反应，卵泡不再发育和分泌雌激素，不能刺激子宫内膜生长，导致绝经。人工绝经是指手术切除双侧卵巢或用其他方法停止卵巢功能，如放射治疗和化疗等。更年期综合征出现的根本的原因是由于生理性或病理性或手术而引起的卵巢功能衰竭。卵巢功能一旦衰竭或被切除和破坏，卵巢分泌的雌激素就会减少。最典型的症状是潮热、潮红。多发生于 45～55 岁，大多数妇女可出现轻重不等的症状，有人在绝经过渡期症状已开始出现，持续到绝经后 2～3 年，少数人可持续到绝经后 5～10 年症状才有所减轻或消失。人工绝经者往往在手术后 2 周即可出现更年期综合征，术后 2 个月达高峰，可持续 2 年之久。

夏老认为，更年期综合征患者平素多情绪不畅，隐忍不发致肝气郁结，疏泄不畅，横逆犯脾，脾失运化，痰浊内生，痰气搏结，清阳不升，脑髓失养而见健忘，心神失养，而见入睡困难、多梦；脾主气，脾气不足则周身倦怠乏力。舌苔薄黄燥为化热之象，四诊合参，证属气郁痰阻。

因此，夏老以电热针治疗更年期综合征，多取四神聪、神门、内关养心安神，期门为肝经募穴、与合谷、太冲共奏理气解郁之功，膻中心包之募穴，同时又是宗气汇聚之处，故可治疗一切气机不调的疾病，气海属于任脉，可补肾调气、总调下焦，阴陵泉、丰隆祛湿化痰。诸穴合用，共奏行气解郁，化痰散结之功。

## 二、临证验案

案一 赵某，女，49 岁，2020 年 5 月 12 日初诊

● 主诉：烦躁易怒半年余。

患者半年来无明显诱因出现烦躁易怒，烘热汗出，周身倦怠乏力，健忘，兴趣减退，入睡困难，入睡后多梦、易醒，醒后难以再次入睡，纳呆，口干，大便干结。否认食物药物过敏史。出生于北京，工作、生活于此地，无烟酒不良嗜好。13 岁月经初潮，平素月经规律，1 年前月经周期 14-60 天，经期 3-5 天，28 岁结婚，配偶体健，育 1 子。否

认家族遗传病病史。望诊：情绪低沉，愁眉不展，形体肥胖，舌苔薄黄燥。闻诊：发音自然，无病体异味。切诊：腹软无压痛，脉沉滑，重取略弦。

● 证候分析：气郁痰阻。

● 中医诊断：郁证（气郁痰阻）。

● 西医诊断：更年期综合征。

● 电热针治法：行气解郁，化痰散结。

针方：电热针取穴：足三里（双）、三阴交（双）、中脘、下脘。毫针取穴：内关（双）、涌泉（双）、天枢（双）、期门（双）、阴陵泉（双）、太冲（双）、合谷（双）、神门（双）、百会、四神聪、丰隆（双）、神庭（双）、膻中、气海。操作：选定穴位，常规皮肤消毒。使用电热针不施补泻手法，直刺足三里、三阴交、中脘、下脘，刺入深度0.5-0.6寸，接通电热针仪器，电流量调至：50-55mA，以温热或舒适为度。毫针直刺内关（双）、涌泉（双）、天枢（双）、阴陵泉（双）、丰隆（双）太冲（双）、合谷（双）、神门（双）、气海，斜刺百会、四神聪、神庭（双）、膻中、期门（双）。留针30分钟。疗程：1周5次，10次为1个周期，

● 中药治法：行气解郁，化痰散结，以四逆散化裁。

处方：柴胡12g，枳实10g，白芍10g，当归15g，胆南星10g，浙贝母10g，竹茹10g，陈皮10g，茯苓10g，佩兰10g，菖蒲10g，远志10g，合欢皮10g，夜交藤15g，炒枣仁30 g，夏枯草15g。上方每日1剂，水煎服，早晚各1次。

经治1周后，睡眠有所改善，口干苦及大便干结减轻，舌苔薄黄，脉沉滑，重取略弦。前方中药加熟大黄6g，以软坚通便，其余治疗不变。患者针刺10次后可以安稳入睡，仍多梦，无口干苦，大便通畅，情绪开朗，舌苔薄黄，脉略沉细滑。患者及家属倍感高兴，要求停止

针刺。

　　按：中医认为本病多因肾气亏虚、冲任虚损所致。《素问·上古天真论篇》云："女子七七，任脉虚……故形坏而无子也"，女子七七肾气虚衰，天癸竭，精血化生不足，导致绝经。夏老认为本例患者本虚标实，电热针扶正补虚，调补肝肾；毫针以四神聪、神门、内关养心安神，期门为肝经募穴、与合谷、太冲共奏理气解郁之功，膻中心包之募穴，同时又是宗气汇聚之处，故可治疗一切气机不调的疾病，气海属于任脉，可补肾调气、总调下焦，阴陵泉、丰隆祛湿化痰。诸穴合用，共奏行气解郁，化痰散结之功。方中柴胡透邪解郁，枳实宽中理气，白芍益阴养血，与柴胡合用疏肝理脾，甘草调和诸药，四药配伍，使邪去郁解，气血调畅，清阳得升；胆南星、浙贝、竹茹、陈皮、夏枯草化痰散结理气，茯苓健脾利湿，佩兰、菖蒲祛湿化浊，远志、合欢皮、夜交藤、酸枣仁安神助眠。

# 第七节 子宫肌瘤

## 一、诊治经验

　　子宫肌瘤是女性生殖器官中最常见的一种良性肿瘤，也是人体中最常见的肿瘤之一，又称为纤维肌瘤、子宫纤维瘤。由于子宫肌瘤主要是由子宫平滑肌细胞增生而成，其中有少量纤维结缔组织作为一种支持组织而存在，故称为子宫平滑肌瘤较为确切。简称子宫肌瘤。多数患者无症状，仅在盆腔检查或超声检查时偶被发现。症状与肌瘤生长部位、速度、有无变性及有无并发症关系密切，临床上常见的症状有子宫出血、腹部包块及压迫症状、下腹坠胀感、腰背酸痛、白带增多、不孕与流产、贫血等。有关子宫肌瘤的病因迄今仍不十分清楚，可能涉及到正常肌层的细胞突变、性激素及局部生长因子间的较为复杂的相互作用。此外卵巢功能、激素代谢均受高级神经中枢的控制调节，故神经中枢活动对肌瘤的发病也可能起重要作用。因子宫肌瘤多见于育龄、丧偶及性生活不协调的妇女。长期性生活失调而引起盆腔慢性充血也可能是诱发子宫肌瘤的原因之一。

夏老认为，子宫肌瘤患者平素多脾气急躁，肝气郁结，气血运行受阻，滞于冲任胞宫，则常见月经色暗红伴有血块，不通则痛，故经行腹痛，结块积于小腹，积而成块，逐渐增大而成症瘕，癥瘕挤压膀胱，故常见尿频。脾主运化、主统血，脾虚失统，血行脉外，故常见月经量多，经期延长，运化失职，湿浊停聚，流注下焦，伤及任带，任脉不固，带脉失约，而常致带下量多。舌质常见暗红，苔白，脉弦细为气滞血瘀之象。

因此，夏老以电热针治疗子宫肌瘤，多取扶正补虚之穴，局部取穴调补冲任、活血止痛；配合经外奇穴子宫穴增强活血化瘀之功效，可直达病灶部位，促进子宫功能恢复正常；公孙为八脉交会穴、通冲脉。诸穴相结合可发挥培肾固元、调气活血、散结止痛之作用。同时痰湿甚者，加阴陵泉、丰隆；热毒甚者，加合谷、太冲；气血虚者加脾俞、肾俞。

## 二、临证验案

案一 陈某，女，38岁，2021年6月8日初诊

●主诉：经量增多7年余。

患者7年前出现月经量较前增多，未予重视，后逐渐加重，月经周期25～30天，经期8-10天，月经经量多，色暗红，有血块，经行腹痛，带下量多，色黄，末次月经2021年5月20日，二便调，偶有尿频。否认食物药物过敏史。出生于北京，工作、生活于此地，无烟酒不良嗜

好。29 岁结婚，配偶体健，育 1 女。望诊：有神，形体端正，行动自如，舌暗红，苔白。闻诊：发音自然，无病体异味。切诊：下腹部正中扪及实性包块，无压痛，脉弦细。

● 证候分析：气滞血瘀。

● 中医诊断：癥瘕（气滞血瘀型）。

● 西医诊断：子宫肌瘤。

● 电热针治法：活血化瘀、消癥散结。

针方：电热针取穴：足三里（双）、三阴交（双）、曲池（双）。毫针取穴：曲骨、中极、关元、气海、子宫（双）、公孙（双）、血海（双）、地机（双）、水道（双）、归来（双）。操作：选定穴位，常规皮肤消毒。使用电热针不施补泻手法，直刺足三里、三阴交、曲池，刺入深度 0.5-0.6 寸，接通电热针仪器，电流量调至：50-55mA，以温热或舒适为度。使用毫针直刺曲骨、中极、关元、气海、子宫（双）、公孙（双）、血海（双）、地机（双）、水道（双）、归来（双）。留针 30 分钟。疗程：1 周 5 次，10 次为 1 个周期。

● 中药治法：活血化瘀、消癥散结。以桃红四物汤加减。

处方：当归 15g，川芎 10g，赤芍 10g，熟地 15g，桃仁 10g，红花 6g，白芷 10g，党参 15g，白术 15g，茯苓 15g，川断 10g，女贞子 6g，淫羊藿 6g，三棱 6g，莪术 6g，延胡索 15g，砂仁 10g，香附 10g，炙甘草 10g 上方每日 1 剂，水煎服，早晚各 1 次。

连续治疗 30 次后患者经行腹痛消失，下腹部包块缩小，月经量减少，经期 5-7 天。

按：夏老以电热针扶正补虚，局部取穴调补冲任、活血止痛；配合经外奇穴子宫穴增强活血化瘀之功效，可直达病灶部位，促进子宫功能恢复正常；公孙为八脉交会穴、通冲脉。诸穴相结合可发挥培肾固元、调气活血、散结止痛之作用。痰湿甚者，加阴陵泉、丰隆；热毒甚者，加合谷、太冲；气血虚者加脾俞、肾俞。夏老以桃红四物汤为基础方活血血养血，党参、白术、茯苓、白芷健脾益气、燥湿止带，淫羊藿、女贞子、川断补肝肾、止崩漏，三棱、莪术破血逐瘀，延胡索行气止痛，香附、砂仁理气化痰。诸药共用，可消瘕散结、活血化瘀。

# 第八章 内分泌系统疾病

## 第一节 糖尿病

### 一、诊治经验

糖尿病是一种因绝对或相对分泌不足和（或）胰岛素利用障碍引起的碳水化合物、蛋白质、脂肪代谢紊乱性疾病，以高血糖为主要标志。糖尿病的典型临床症状表现为三多一少，即多饮、多尿、多食和体重下降，以及血糖升高、尿液中含有葡萄糖等，病程久可引起多系统损害，导致眼、肾、神经、心脏、血管等组织器官的慢性进行性病变、功能减退及衰竭，病情严重时可引起急性严重代谢紊乱。糖尿病是导致心脑血管疾病、死亡、截肢、失明、肾功能衰竭和心力衰竭的主要原因。其病因主要包括遗传因素和环境因素两方面。

糖尿病相当于中医的消渴，典型的症状就是三多一少，即多饮、多食、多尿，体重减少。其中口渴多饮的是上消，多饮多食的为中消，多饮多尿的为下消。夏老认为消渴是饮食不节、先天禀赋不足致阴虚津亏、燥热内生。阴虚为本燥热为标，两者互为因果，阴愈虚燥热愈盛，燥热愈盛阴愈虚，消渴病变部位与五脏相关但主要在肺、脾、肾三脏，病变的根本在肾，总的病因都是阴虚燥热，所以补阴是最根本的。因此夏老喜欢用六味地黄汤加味滋肾养阴来治疗糖尿病（消渴），喜用大量的生地代替熟地滋阴以清热，口渴多饮重者酌加清肺热的百合，或者桑白皮、南沙参，或天花粉和麦冬；多饮多食者喜加煅石膏或黄连、栀子清胃热；多尿者喜山茱萸加量，或酌加质酸涩收敛的莲子、芡实等缩尿固肾。电热针处方上以滋阴补肾为主，电热针刺三阴交、胰俞，根据证型的偏颇上消加肺俞，中消加胃俞，下消加肾俞。

## 二、临证验案

案一 方某，女，47 岁，2019 年 5 月 20 日初诊

● 主诉：发现血糖升高 3 年余。

患者 3 年前体检发现空腹血糖升高，完善 OGTT 试验，确诊 2 型糖尿病，目前口服盐酸二甲双胍 0.5g tid 配合控制饮食、适当活动等非药物干预，空腹血糖控制在 5-6.5mmol/L，餐后血糖在 8-10mmol/L，糖化血红蛋白 6.7%。身高：163cm，体重 70kg。刻下症见：口干、多饮，动则汗出，大便秘结，腰膝酸软，神疲乏力。否认食物、药物过敏史。出生于北京，工作、生活于此地，无烟酒等不良嗜好。14 岁月经初潮，目前月经周期紊乱 26~45 天一行，经期 3～5 天，量不多，27 岁结婚，配偶体健，育 1 女。父亲糖尿病。望诊：有神，形体端正，行动自如，舌边尖红，苔薄白。闻诊：发音自然，无病体异味。切诊：皮肤温、湿润，足背动脉搏动可。脉洪数。

● 证候分析：证属肺热炽盛，肝肾阴虚之证，阴虚为本，肺热为标。

● 中医诊断：消渴（肺热炽盛，肝肾阴虚）。

● 西医诊断：糖尿病。

● 电热针治法：清热润肺，补益肝肾。

针方：电热针取穴：肺俞（双）、胰俞（双）、三阴交（双）。毫针

取穴：太渊（双）、足三里（双）、内庭（双）、曲池（双）、肝俞（双）、肾俞（双）、太溪（双）。操作：选定穴位，常规皮肤消毒。使用电热针不施补泻手法，斜刺肺俞、胰俞、直刺三阴交，刺入深度0.5-0.6寸，接通电热针仪器，电流量调至：50-55mA，以温热或舒适为度。使用毫针直刺曲池（双）、太渊（双）、足三里（双）、内庭（双）、太溪（双）刺入深度0.5-0.6寸，斜刺肝俞（双）、肾俞（双）刺入深度0.5-0.6寸，留针30分钟。口干舌燥者加廉泉、承浆；口渴甚者加少商、膈俞。疗程：1周5次，10次为1个周期。

●中药治法：清肺泻火，补肝益肾。以《小儿药证直诀》六味地黄汤加味。

处方：生地15g、山萸肉15g、山药15g、泽泻10g、茯苓15g、丹皮10g、菊花10g、枸杞子15g、知母10g、黄柏15g、女贞子9g、菟丝子9g、党参10g、白术10g、黄精10g、炙甘草10g。上方每日1剂，水煎服，早晚各1次。

连服14剂后，患者口干、便秘症状改善、汗出减少，舌质淡红，苔白，脉洪数。加熟地15g补益肝肾，生地20g加量清热泻火，加黄芪益气。再服14剂，无不适症状、另无新增症状，腰膝酸软改善，后守方继服。连续治疗90次后复查糖化血红蛋白：6.3%，每周监测空腹血糖5-6.6mmol/L，餐后两小时血糖6.9-8.8mmol/L。

按：夏氏电热针治疗糖尿病（消渴），电热针组穴：肺俞、胰俞、三阴交以滋阴清肺、调补肝肾。肺俞为肺之背俞穴，属足太阳膀胱经，具有润肺清热理气之功效；胰俞为胰之背俞穴，属足太阳膀胱经，具有疏肝养胰健脾之效；三阴交为肝脾肾三经之交会穴，并归属脾经，电热针直刺三阴交，不仅滋阴养血，还能调补肝肾，从而通调全身气血。曲池为手阳明大肠经之合穴，肺与大肠相表里，是表里双清之要穴，可清肺泄热；足三里为足阳明胃经之合穴，"合治内腑"，毫针刺足三里，以调和气血、强脾健胃；太渊补肺气、太溪滋肾阴；内庭清胃热；肝俞、肾俞补益肝肾，诸穴合用共奏清热润肺，补益肝肾之功六味地黄汤出自钱乙的《小儿药证直诀》，主要功效是滋阴补肾。用于肾阴亏损，腰膝酸软，消渴等症。消渴患者阴虚为本，燥热为标。所以夏老将甘温之品熟地黄，换成清热凉血之生地，取其滋阴清热，补肾益精之效，为君药。山药补脾养胃，补肾涩精；山茱萸补益肝肾，并能涩精固脱，共为臣药。茯苓渗湿健脾，助山药健运；泽泻利湿泄热；牡丹皮清泄虚热，并制山萸肉之温性，共为佐药；加上知母清热泻火、滋阴润燥；清虚热之黄柏，益肾固精止涩之黄精、菟丝子；滋补肝肾之女贞子；脾胃为后天之本，用党参、白术健脾益气；诸药合用，共奏清肺泻火补益肝肾之功。夏老认为六味地黄汤中熟地过于滋腻，其补益太过故换成具有清补兼施的生地。有形之阴血生于无形之气，气虚甚者加黄芪30g以滋生化之源，阴虚火旺甚者加知母10g、黄柏15g；腰膝酸软明显者加黄精15g；阴血不足者加女贞子9g。

## 第二节 肥胖

### 一、诊治经验

肥胖症是指体内贮存的脂肪量超过理想体重的20%，是一种由遗传因素、环境因素等多种原因相互作用而引起的慢性代谢性疾病。其发生机制是因为能量摄入超过能量消耗，导致体内脂肪过度蓄积和体重超常。肥胖症已成为全球最大的慢性疾病。究其原因，一般认为还与物质代谢与内分泌功能的改变、脂肪细胞数目的增多与肥大、神经精神因素、生活及饮食习惯、药物性肥胖、肠道问题等因素有关。

夏老认为肥胖的中医病名就是肥胖，因为脾胃虚弱，痰湿内生，留置经脉而出现血脂升高，病情进展可进一步出现肥胖、脂肪肝、代谢综合征等病症。针药联合通过调节脂肪－胰岛素轴，提高机体对瘦素、胰岛素的敏感性，起到控制食欲达到减肥降脂的作用。夏老认为痰湿均为阴邪应温化为主，在中药的选择上也在健脾和胃的基础上加温阳化痰的药物如桂枝、半夏，喜用的药对有绞股蓝、红曲，生山楂、砂仁等。电热针常用的处方主要以健脾和胃为主，一般选用电热针针刺中脘、足三里、三阴交、梁门，气虚者加气海、关元，痰湿重者用丰隆，脾肾两虚明显者用电热针针刺脾俞、肾俞。

## 二、临证验案

案一 王某，男，44岁，2021年5月8日初诊

●主诉：肥胖10余年。

患者于14年前婚后体重逐渐增加，现在身高174cm，体重100kg，BMI33.03，腰围105cm，曾用过多种减肥方法，体重减轻不明显。纳多，嗜食肥甘厚味，口中黏腻，气短胸闷活动后加重，睡眠打鼾，头晕头昏、肢体困重、大便不爽。腹部B超：中度脂肪肝；生化：谷丙转氨酶80.1、谷草转氨酶65.3、总胆固醇6.05，LDL-c4.02、HDL-c0.75；刻下症见：肥胖（中度），活动后气短，行动不便。否认食物药物过敏史。出生于北京，工作、生活于此地，无烟酒不良嗜好。30岁结婚，配偶体健，育1女。否认家族遗传病病史。望诊：有神，形体肥胖，行动欠自如，舌淡边有齿痕，苔白腻。闻诊：发音自然，无病体异味。切诊：皮肤温、湿润，脉缓

●证候分析：脾胃虚弱、痰浊中阻。

●中医诊断：肥胖（脾胃虚弱、痰浊中阻）。

●西医诊断：肥胖（中度）、代谢综合征。

●电热针治法：健脾和胃、理气化痰。

针方：电热针取穴：丰隆（双）、三阴交（双）、中脘、气海。毫针取穴：梁门（双）、内关（双）、阴陵泉（双）、太白（双）、关元、天枢（双）、京门穴（双）、带脉穴（双）、足三里（双）。操作：选定穴位，常规皮肤消毒。使用电热针不施补泻手法，直刺丰隆（双）、三阴交（双）、中脘、气海，刺入深度 0.5-0.6 寸，接通电热针仪器，电流量调至：50-55mA，以温热或舒适为度。使用毫针直刺梁门（双）、内关（双）、阴陵泉（双）、太白（双）、关元、天枢（双）、京门穴（双）、带脉穴（双）、足三里（双）刺入深度 0.5-0.6 寸，留针 30 分钟。疗程：1 周 5 次，10 次为 1 个周期，连续治疗 90 次。

●中药治法：健脾和胃、理气化痰。以《三因极一病证方论》的温胆汤加减。

处方：法半夏 6g、陈皮 9g、甘草 6g、茯苓 15g、生地 15g、山茱萸 15g、山药 15g、泽泻 10g、丹皮 10g、川芎 10g、枸杞子 15g、生山楂 15g、绞股蓝 15g、砂仁 10g、白术 15g、党参 15、厚朴 10g、佛手 10g、生姜 6g、大枣 10g。上方每日 1 剂，水煎服，早晚各 1 次。

连服 30 剂后，患者控制饮食，每日饭量较前减少至 8 成，限制肥甘厚味的摄入量，体重下 3kg，头昏沉、活动后气短、乏力减轻，舌质淡，苔白，脉缓。去川芎行气活血药。加枳壳 10g 以理气健脾。再服 14 剂，无不适症状、另无新增症状，后以上方加减，乏力明显者加党参、黄芪，血瘀甚者加丹参。睡眠差多梦早醒者加酸枣仁、夜交藤。连续治疗 90 次，每周测量体重和腰围。2021 年 7 月 20 日体重 85kg，BMI28.01，腰围 95cm，BP128/82mmhg，生化：谷丙转氨酶 40.1、谷草转氨酶 35.3、总胆固醇 4.05，LDL-c3.02、HDL-c1.01；腹部 B 超：轻度脂肪肝。

按：夏氏电热针治疗肥胖，电热针组穴：丰隆为足阳明胃经之络穴与梁门合用，能健脾化痰和胃降逆；三阴交、太白为足太阴脾经之穴，运脾化湿理气和胃。中脘健脾和胃益气、气海为先天元气汇集之处，具有益气调气，助气血运行通畅以免痰湿内阻；天枢调畅气机促痰湿排出，关元培补肾阳以化湿，阴陵泉为足太阴脾经之合穴可清利湿热，健脾理气；足三里通腹化痰调畅气机；京门为肾之募穴，能利水祛湿；带脉健脾利湿，诸穴合用共奏健脾和胃、理气化痰之功。温胆汤出自《三因极一病证方论》，方中主药半夏燥湿化痰，降逆和胃；佐以陈皮、枳实、厚朴理气化痰，气顺则痰自消；茯苓利湿健脾，湿去则痰不生；白术、山药健脾和胃，使以甘草益脾和中，调和药性，生姜、大枣和脾胃以制半夏之毒；泽泻益肾利湿，生山楂与绞股蓝合用消食化痰浊，党参益气，佛手芳香化湿醒脾，枸杞子补益肝肾，诸药合用，使脾胃和，痰浊除，诸症自愈。

# 第三节 高脂血症

## 一、诊治经验

高脂血症可分为原发性和继发性两类。原发性与先天性和遗传有关，是由于单基因缺陷或多基因缺陷，使参与脂蛋白转运和代谢的受体、酶或载脂蛋白异常所致，或由于环境因素（饮食、营养、药物）和通过未知的机制而致。继发性多发生于代谢性紊乱疾病（糖尿病、高血压、黏液性水肿、甲状腺功能低下、肥胖、肝肾疾病、肾上腺皮质功能亢进），或与其他因素年龄、性别、季节、饮酒、吸烟、饮食、体力活动、精神紧张、情绪活动等有关。高脂血症的临床表现主要是脂质在真皮内沉积所引起的黄色瘤和脂质在血管内皮沉积所引起的动脉硬化。尽管高脂血症可引起黄色瘤，但其发生率并不很高；而动脉粥样硬化的发生和发展又是一种缓慢渐进的过程。因此在通常情况下，多数患者并无明显症状和异常体征。不少人是由于其他原因进行血液生化检验时才发现有血浆脂蛋白水平升高。

夏老认为高脂血症的中医病名为脂浊，因脾胃虚弱，痰湿内生，留置经脉而出现血脂升高，病情进展可进一步出现肥胖、脂肪肝、代谢综合征等病症。针药联合通过调节脂肪－胰岛素轴，提高机体对瘦素、胰岛素的敏感性，起到控制食欲达到减肥降脂的作用。夏老认为痰湿均为阴邪应温化为主，在中药的选择上也在健脾和胃的基础上加温阳化痰的药物如桂枝、半夏，喜用的药对有绞股蓝、红曲，生山楂、砂仁等。电热针常用的处方主要以健脾和胃为主，一般选用电热针针刺中脘、足三里、三阴交、梁门，气虚者加气海、关元，痰湿重者用丰隆，脾肾两虚明显者用电热针针刺脾俞、肾俞。

## 二、临证验案

案一 冯某，女，43 岁，2020 年 6 月 22 日初诊

● 主诉：血脂升高 5 年余。

患者于 5 年前体检发现血脂升高，身高 165cm，体重 60kg，BMI22.03，间断服用降脂药物，血脂控制欠佳。2020 年 5 月 13 日血脂：总胆固醇 7.06、甘油三酯 4.01，低密度脂蛋白 4.92、高密度脂蛋白 0.89；刻下症见：精神可，食欲差，饮食清淡，乏力、入睡困难。否认药物食物过敏史。出生于上海，长期工作、生活于北京，无烟酒不良嗜好。15 岁月经初潮，月经周期 28～32 天，经期 5～6 天，月经量可，27 岁结婚，配偶体健，育 1 女。父母均有高脂血症。望诊：有神，形体端正，行动自如，舌淡，苔白腻。闻诊：发音自然，无病体异味。切诊：手足欠温，脉弱。

● 证候分析：脾虚湿困。

● 中医诊断：脂浊（脾虚湿困）。

●西医诊断：高脂血症。

●电热针治法：温脾和胃、祛湿化浊。

针方：电热针取穴：第一组穴位内关（双）、三阴交（双）、中脘、关元；第二组穴位脾俞（双）、胃俞（双）、肾俞（双）；两组穴位隔日交替针刺。毫针取穴：足三里（双）、阳陵泉（双）、太白（双）、天枢（双）、丰隆（双）。操作：选定穴位，常规皮肤消毒。使用电热针不施补泻手法，第一天直刺内关、三阴交、中脘、关元刺入深度 0.5-0.6 寸，第二天斜刺脾俞（双）、胃俞（双）刺入深度 0.5-0.6 寸，直刺肾俞（双）刺入深度 0.5-0.6 寸接通电热针仪器，电流量调至：50-55mA，以温热或舒适为度。使用毫针直刺梁门（双）、曲池（双）、足三里（双）、阴陵泉（双）、太白（双）、天枢（双）刺入深度 0.5-0.6 寸；留针 30 分钟。疗程：1 周 5 次，10 次为 1 个周期。

●中药治法：健脾利湿、温阳化浊。以《金匮要略》苓桂术甘汤为主方。

处方：桂枝 10g、白术 15g、云苓 15g、甘草 10g、焦三仙 15g、山药 15g、薏苡仁 15g、干姜 6g、酸枣仁 15g、夜交藤 15g、法半夏 9g、绞股蓝 15g、红曲 15g、枳壳 10g、木香 6g、砂仁 9g（后下）。上方每日 1 剂，水煎服，早晚各 1 次。

连服 30 剂后，患者食欲改善，乏力和睡眠较前好转，舌质淡红，苔白，脉弱。加丹参 10g 以活血安神。再服 14 剂，无不适症状、另无新增症状，后以上方加减，梦多易醒加生龙骨；乏力加太子参、黄芪、当归。连续治疗 90 次后复查血脂：总胆固醇 5.06、甘油三酯 1.56、低密度脂蛋白 2.92、高密度脂蛋白 1.05（2020.11.20）。

按：夏氏电热针治疗高脂血症，取具有降脂之长的内关，三阴交、太白是足太阴脾经穴，有健脾化痰理气和胃之功；中脘理气和胃、化湿降逆；关元是足三阴经与任脉的交会穴，用电热针具有补气回阳利湿之功。足三里胃之合穴与天枢、梁门能和胃健脾，通腑化痰，调畅气机；胃经络穴丰隆可化痰祛湿；脾俞、胃俞、肾俞合用温补肝肾调和脾胃；阳陵泉清热化湿疏肝利胆；诸穴合用，共奏温脾和胃、祛湿化浊之功。苓桂术甘汤出自《金匮要略》，方中桂枝通阳化饮，茯苓、白术健脾行水，山药、薏苡仁健脾利湿，绞股蓝、红曲健脾化浊祛湿，干姜温胃散寒化饮，枳壳理气消痞，夜交藤、酸枣仁养血安神，木香、砂仁行气宽中、芳香醒脾，甘草调和诸药；诸药合用，共奏健脾利湿，温阳化浊之功。夏老认为苓桂术甘汤中药性平和，既能温化痰湿，又能振奋脾阳，是健脾祛湿的良方。临床治疗脾胃虚弱的高脂血症疗效颇佳；若中气不足明显加党参 9g，阳气衰微加附子 6-10g 温阳暖肾；气滞痞满加莱菔子 10-15g；兼瘀者加丹参 6-10g。

# 第四节 甲状腺结节

## 一、诊治经验

甲状腺结节是指在甲状腺内的肿块，可随吞咽动作随甲状腺而上下移动，是临床常见的病症，可由多种病因引起。临床上有多种甲状腺疾病，如甲状腺退行性变、炎症、自身免疫以及新生物等都可以表现为结节。甲状腺结节可以单发，也可以多发，多发结节比单发结节的发病率高，但单发结节甲状腺癌的发生率较高。临床可表现为结节性甲状腺肿大，以女性和老年人多见，结节内可有出血、囊变和钙化。结节的大小可由数毫米至数厘米。甲状腺功能检查大多正常。炎性结节分感染性和非感染性两类，前者主要是由病毒感染引起的亚急性甲状腺炎，其他感染少见。亚甲炎临床上除有甲状腺结节外，还伴有发热和甲状腺局部疼痛，结节大小视病变范围而定，质地较坚韧；后者主要是由自身免疫性甲状腺炎引起的，多见于中、青年妇女，患者的自觉症状较少，检查时可扪及多个或单个结节，质地硬韧，少有压痛，甲状腺功能检查时示甲状腺球蛋白抗体和甲状腺微粒体抗体常呈强阳性。

夏老认为甲状腺结节是由于各种原因导致的痰瘀留置颈部所致，往往与患者本身的情致波动和居住地的水土相关，治疗上则以化痰化瘀、消瘿散结为主。痰瘀为阴邪，应以温化为主，治疗上用能温经通络、活血化瘀的电热针局部取穴为主，喜围刺瘿肿附近的阿是穴、廉泉、夹廉泉，远端喜用行气活血的合谷、太冲。中药方剂喜用具有消瘿散结的海藻玉壶汤加破血逐瘀的三棱、莪术、丹参等，并认为该病多有情致不畅，喜加郁金等疏肝解郁调畅情致，还认为久病伴肿，喜加解毒散结的山慈菇。

## 二、临证验案

案一 吴某，女，62 岁，2020 年 5 月 15 日初诊

●主诉：甲状腺肿大 3 年。

患者于 5 年前出现甲状腺增大并进行性加重，颈部弥漫性增大，皮色正常，质韧，余无不适；甲状腺 B 超：甲状腺 2.3cm*4.5cm*3.4cm，甲状腺实性小结节，最大位于左叶，直径 0.4cm，边界清。甲状腺功能：T3 1.52nmol/L、T4 118.80 nmol/L、FT3 5.81 pmol/L、FT4 21.81 pmol/L、TSH 1.7mIU/L（2020 年 4 月 30 日）。刻下症：颈前呈弥漫性肿胀，皮色如常，不痛，随吞咽而上下移动，情绪易于波动。否认食物药物过敏史。出生于山东，长期工作、生活于北京，无烟酒不良嗜好。14 岁月经初潮，52 岁绝经，月经周期 28～30 天，经期 5～7 天，23 岁结婚，配偶及子体健，育 1 子。否认家族遗传病病史。望诊：有神，形体端正，甲状腺肿大，行动自如，舌暗红，苔薄白。闻诊：发音自然，无病体异味。切诊：手足温热，脉弦数。

● 证候分析：纵观舌脉，辨病瘿瘤，证属气滞痰瘀。

● 中医诊断：瘿病（气滞痰瘀）。

● 西医诊断：甲状腺结节。

● 电热针治法：行气活血、化痰散结。

针方：电热针取穴：阿是穴、天容（双）、天突（双）、臑会（双）。毫针取穴：天柱（双）、大杼（双），外关（双）、合谷（双）、太冲（双）、廉泉、夹廉泉。操作：选定穴位，常规皮肤消毒。使用电热针不施补泻手法，直刺阿是穴肿块中心及周围刺 3~4 针、天容（双）、天突（双）、臑会（双）刺入深度 0.7-0.8 寸，接通电热针仪器，电流量调至：40-55mA，以温热或舒适为度。使用毫针直刺天柱（双）、大杼（双），外关（双）、合谷（双）、太冲（双）、廉泉、夹廉泉。留针 30 分钟。疗程：1 周 5 次，10 次为 1 个周期。

● 中药治法：理气化痰、活血化瘀、消瘿散结。以《外科正宗》的海藻玉壶汤加减。

处方：海藻 30g、浙贝母 15g、陈皮 10g、昆布 20g、青皮 10g、川芎 12g、当归 15、连翘 9g、清半夏 9g、甘草 6g、独活 6克，海带 10g。郁金 10g、山慈姑 20g、三棱 6g、莪术 6g、丹参 10g。上方每日 1 剂，水煎服，早晚各 1 次。

连服 30 剂后，患者情绪稳定，自觉颈部肿较前改善。舌质淡红，苔白，脉弦。去青皮加茯苓 10g、厚朴 10g 以健脾理气，再服 14 剂，无不适症状、另无新增症状，后守方继服。连续治疗 90 次后复查甲状腺彩超示：甲状腺 2.3cm×4.4cm×3.4cm，甲状腺实性小结节，最大位于左叶，直径 0.3cm，边界清。（2020.11.20）。

按：夏氏电热针治疗甲状腺结节，电热针刺阿是穴、天容（双）、天突（双）、臑会（双）以行气血、调经脉、散郁结。取外关以疏肝解郁，手少阳三焦经循顾于两侧，甲状腺峡部位任脉循行部位，故取二经之膈会通经散结。取天柱、大杼二穴为"从阴引阳"之义。全方可奏行气活血、化痰散结之功效。海藻玉壶汤，以海藻、海带、昆布软坚化痰、消瘿散结，为君药；配以半夏燥湿化痰、消痞散结；贝母化痰散结；陈皮、青皮疏肝理气；川芎、当归养血活血；独活通经活络；连翘清热解毒，消肿散结；郁金行气解郁，三棱、莪术破血逐瘀行气，山慈菇解毒散结消肿，甘草调和诸药。诸药配伍，共奏理气化痰、活血化瘀、消瘿散结之功。夏老认为瘿瘤久病肯定夹瘀，应在组方中加上软坚散结活血逐瘀的山慈菇、三棱、莪术以提高疗效，患者兼夹不同，如平素体虚乏力，应加党参，白术，茯苓各 10-15g、甘草 6-10g 以健脾益气；平素情绪波动应柴胡 9g、郁金 10-15g；脾虚甚者加山药 15g。

# 第五节 高尿酸血症和痛风

## 一、诊治经验

高尿酸血症是指在正常饮食状态下，体内尿酸生成过多和（或）排泄过少所致。非同日两次空腹血尿酸水平男性高于 420μmol/L，女性高于 360μmol/L，即称为高尿酸血症。尿酸是人类嘌呤化合物的终末代谢产物。嘌呤代谢紊乱导致高尿酸血症。患者可通过饮用随低食物和控制体重，达到缓解、治疗高尿酸血症的效果。本病患病率受到多种因素的影响，与遗传、性别、年龄、生活方式有关。

高尿酸血症发作时为痛风，与中医的疾病历节相似，缓解时无特殊症状。夏老认为痛风的病因为血热，发作时应急则治其标，以清热消肿活血止痛为主，中药方剂应用清热活血消肿的犀角汤加减，局部红肿疼痛明显者可加白花蛇舌草加大清热解毒的力度，用苦寒的大黄引热毒自粪便排出。缓解时虽无症状，但血尿酸水平仍高，缓则治其本，用清胃散和平胃散两方组合成清平二胃散，以清胃运脾、利湿祛热。针灸处方在痛风发作期以局部阿是穴围刺为主，加上活血的血海，同时用电热针针刺足三里、三阴交、曲池以健脾清热和胃；缓则治其本，缓解期电热针除了针刺足三里、曲池还加中脘、气海以加强健脾运脾的功效，达到减低血尿酸水平，痛风不再发作的目的。

## 二、临证验案

案一 宋某，男，27 岁，2021 年 4 月 22 日初诊

●主诉：痛风间断发作 5 年加重 3 天。

患者于 5 年前吃海鲜后出现足大趾关节红肿疼痛，血尿酸升高最高达 584umol/L，之后每逢吃海鲜、动物内脏、火锅均会疼痛发作，间断服用苯溴马隆或非布司他，痛风发作频率未见下降，2021 年 4 月 19 日吃豆腐宴后足大趾疼痛再次发作，来诊，血尿酸 602umol/L。刻下症见：双足大趾红肿疼痛，急性病容，行走不利。否认食物药物过敏史。出生于青岛，常年工作、生活于北京，每天周饮酒 1-2 两，不吸烟。父母体健，未婚。否认家族遗传病病史。望诊：有神，形体端正，行动欠自如，舌红，苔黄腻。闻诊：发音自然，无病体异味。切诊：足大趾局部红肿，皮温高，脉弦数。

●证候分析：历节（胃热证）证属脾胃实热之证。

●中医诊断：历节（胃热证）。

●西医诊断：痛风。

●电热针治法：痛风发作时清热解毒活血止痛；缓解时清胃祛湿

针方：痛风发作期：电热针取穴：足三里（双）、三阴交（双）、曲池（双）。毫针取穴：太冲（双），厉兑（双）、局部阿是穴、血海（双）操作：选定穴位，常规皮肤消毒。使用电热针不施补泻手法，直刺足三里（双）、三阴交（双）、曲池（双）0.5-0.6 寸，接通电热针仪器，电

流量调至：50-55mA，以温热或舒适为度。使用毫针刺太冲（双），厉兑（双）、血海（双）逆经络循行方向刺入深度 0.5-0.6 寸，局部多针围次阿是穴（肿胀关节周围）刺入深度 0.2-0.3 寸，泻法，留针 30 分钟，取针后不按压让血自然流出至停止。疗程：针刺 5 次，患者局部关节疼痛缓解。痛风缓解高尿酸血症期：电热针取穴：中脘、气海、足三里（双）、曲池（双）。毫针取穴：三阴交（双）、阴陵泉（双）、梁门（双）、太冲（双）、合谷（双）、厉兑（双）、血海（双）。操作：选定穴位，常规皮肤消毒。使用电热针不施补泻手法，直刺中脘、气海、足三里（双）、曲池（双）0.5-0.6 寸，接通电热针仪器，电流量调至：50-55mA，以温热或舒适为度。使用毫针刺三阴交（双）、阴陵泉（双）、太冲（双）、合谷（双）、厉兑（双）、血海（双）逆经络循行方向刺入深度 0.5-0.6 寸，留针 30 分钟。疗程：1 周 5 次，10 次为 1 个周期。

●中药治法：清热消肿、活血止痛。发作时以《备急千金要方》犀角汤加减。

处方：水牛角 15g（先煎）、山羊角粉 6g（先煎）、前胡 9g、栀子 9g、黄芩 9g、射干 9 克、大黄 12g、升麻 12g、淡豆豉 9 克、桃仁 10g、红花 10g、生薏苡仁 30g、白花蛇舌草 30g。上方每日 1 剂，水煎服，早晚各 1 次。

连服 5 剂后，患者足部红肿疼痛消失。舌质淡红，苔白腻，脉数。患者痛风症状缓解，换清平二胃散加减。生地黄 15g、当归 9g，牡丹皮 9g，黄连 6g、升麻 9g、苍术 9g、厚朴 9g、陈橘皮 9g、甘草 6g，生石膏 30g（先下）、丹参 10g。每日 1 剂，水煎服，早晚各一次，连服 30 剂。连续治疗 90 次后复查血尿酸 358umol/L，期间患者痛风未再发作。

按：夏氏电热针治疗痛风，发作时以清热解毒止痛为主，足三里、三阴交、曲池三穴清胃运脾利湿，局部阿是穴泻法清热活血止痛，取胃经井穴厉兑清热和胃通经活络、肝经原穴太冲条畅气机燥湿，加血海活血化瘀通络，诸穴合用共奏清热解毒止痛之功。缓解期用电热针足三里、曲池健脾和胃、清泻胃热，中脘、气海双向调节以益气运脾，以抑制食欲；三阴交调和气血、调补肝肾，合谷、厉兑泻阳明经热；阴陵泉清热利湿，健脾理气。诸穴共用共奏清胃运脾、利湿清热之功痛风发作时用《备急千金要方》的犀角汤，用苦咸寒的水牛角为君，清热凉血而解毒；寒咸辛的山羊角具有散瘀止痛、活血的功效；栀子、黄芩清泻胃热，桃仁、红花活血化瘀；升麻、白花蛇舌草清热解毒凉血；生薏苡仁健脾清热利湿；大黄引浊邪下行；前胡、射干清热解毒化痰泻浊；诸药合用，清胃泻热、活血止痛。急则治其标，本方配伍特点是凉血与活血利湿并用，使热清痛止。痛风缓解期，血尿酸水平仍高，夏老认为缓则治其本，换清平二胃散，清胃散清胃经积热，平胃散燥湿运脾、行气和胃，两方合用，有清胃运脾、利湿祛热之功效。

# 第六节 系统性红斑狼疮

## 一、诊治经验

系统性红斑狼疮是一种病因尚不明确，可以侵犯全身多系统的慢性弥漫性结缔组织病。患者体内会产生大量的自身抗体，使免疫系统攻击自身的组织，引起全身多脏器和组织受损。系统性红斑狼疮病因尚未肯定，大量研究显示遗传、内分泌、感染、免疫异常和一些环境因素与本病的发病有关。在遗传因素、环境因素、雌激素水平等各种因素相互作用下，导致T淋巴细胞减少、T抑制细胞功能降低、B细胞过度增生，产生大量的自身抗体，并与体内相应的自身抗原结合形成相应的免疫复合物，沉积在皮肤、关节、小血管、肾小球等部位。在补体的参与下，引起急慢性炎症及组织坏死（如狼疮肾炎），或抗体直接与组织细胞抗原作用，引起细胞破坏（如红细胞、淋巴细胞及血小板壁的特异性抗原与相应的自身抗体结合，分别引起溶血性贫血、淋巴细胞减少症和血小板减少症），从而导致机体的多系统损害。临床多表现为疲乏无力、发热和体重下降、皮肤和黏膜异常、骨骼肌肉异常、心脏受累、呼吸系统受累、肾炎或肾病综合征、神经系统受累、血液系统异常等。

夏老认为，系统性红斑狼疮患者素体亏虚。《素问·评热病论》云"邪之所凑，其气必虚。"正气不足是疾病发生的内在根据。流行病学及临床观察表明其发生具有遗传倾向。此外人体反复感受外邪，损伤正气，正伤后也易发病。先天不足是患病的根本。同时本病好发于育龄期女性，女子以血为用，阴常不足；肾阴为全身之元阴，肝藏血，肝肾同源，故患者常表现为肝肾阴虚症候，所以肝肾阴精亏虚是发病的基础。诱使本病发作的外因常有日光暴晒、六淫侵袭、情志内伤、劳累过度、药物或饮食所伤等。外感阳邪则阳热亢盛而消灼阴液；日光曝晒则酿生毒热，轻则伤肤损络，重则波及脏腑；过食辛辣刺激食物及情志过极，均易生内热，耗伤阴液。以上因素均可诱发患者发病。热毒燔灼营血，营阴亏虚导致血瘀，易出现斑疹、出血等症状。《景岳全书·虚损》曰"虚邪之至，害必归肾；五脏之伤，穷必归肾"，故本病日久及肾，可出现狼疮肾等引起的各种症状；热扰神明，出现神昏谵语、烦躁不安、抽搐等狼疮脑病症状；阴血耗伤、瘀血内阻后而致筋脉失养，出现皮肤麻木、瘙痒，关节疼痛等症状。

因此，夏老以电热针治疗系统性红斑狼疮，多取足三里、三阴交、曲池以扶正补脾，清泻邪热。足三里既为足阳明胃经之合穴，又为胃腑之下合穴，"合治内腑"，电热针刺足三里，以温通经络、调和气血、强脾健胃；三阴交为肝脾肾三经之交会穴，并归属脾经，电热针直刺三阴交，不仅温补调理脾胃气血。还能调补肝肾，从而达到全身性调整，增强机体抗病能力，有利于疾病的恢复。曲池为手阳明大肠经合穴，能疏风清热，调和营卫；太溪用补法是滋肾以清热，补肾以抗邪，因为系统性红斑狼疮体内产生免疫复合物往往沉积于肾，损伤肾功能，大椎，合谷，太冲用泻法以泻出体内邪热；四白穴祛风邪热以止痒，犊鼻穴，梁丘，阳陵泉，膝阳关，舒筋活络，行气活血，舒利关节，诸穴合用，辅以手法，清热解毒，泻出毒热，行气活血，舒利关节，加之电热针扶正，调整免疫，配合中药收到很好的效果。

## 二、临证验案

案一 孙某，女，29 岁，2018 年 11 月 2 日初诊

● 主诉：面部红斑 2 个月伴双膝关节疼痛。

患者于两个月前无明显诱因出现面部红斑同时伴双膝关节疼痛，未及时治疗，近日脸部红斑加重出现瘙痒同时膝关节疼痛加重，随来我院就诊，查；血常规白细胞 $2.72 \times 10^9$/L，红细胞 $3.8 \times 10^{12}$/L，血红蛋白 120g/L，超敏 C 反应蛋白 7.9mg/L，血沉 74mm/L（2018.10.10），血常规白细胞 $2.82 \times 10^9$/L，红细胞 $3.67 \times 10^{12}$/L，血红蛋白 118g/L，超敏 C 反 应 蛋 白 19.4mg/L（2018.10.29），ANA1：3000、Sm++、SSA+、Ro52++、U1RNP++、SSB+（2018.10.20）。刻下症见：面颊部蝴蝶型红斑伴瘙痒，双膝关节疼痛。否认食物药物过敏史。出生于北京，工作、生活于此地，无烟酒不良嗜好。14 岁月经初潮，月经周期 28～30 天，经期 4-5 天，24 岁结婚，配偶体健，育 1 男。否认家族遗传病病史。望诊：双目有神，形体端正，行动自如，面颊部红斑，舌质红，苔黄。闻诊：发音自然，无病体异味。切诊：皮肤温、湿润，手足温度正常，脉弦数

● 证候分析：综观舌脉症，辨病为胡蝶斑，证属热毒炽盛型。

● 中医诊断：蝴蝶斑（热毒炽盛型）。

●西医诊断：系统性红斑狼疮。

●电热针治法：清热除痹，疏通经络，祛风活血。

针方：电热针取穴：足三里（双）、三阴交（双）、曲池（双）。毫针取穴：大椎，四白（双），犊鼻（双），梁丘（双），阳陵泉（双），膝阳关（双），委中（双），合谷（双），太冲（双），太溪（双）。操作：选定穴位，常规皮肤消毒。使用电热针不施补泻手法，直刺足三里、三阴交、曲池，刺入深度0.5-0.6寸，接通电热针仪器，电流量调至：50-55mA，以温热或舒适为度。使用毫针直刺大椎（双）、合谷（双）、太冲（双）、四白（双）委中（双）用泻法，阳陵泉（双）、太溪（双）用补法，刺入深度0.5-0.6寸；犊鼻（双），梁丘（双），阳陵泉（双），膝阳关（双），平补平泻，直刺0.5-1.5寸，提插捻转得气后留针40分钟。疗程：1周5次，10次为1个周期。

●中药治法：清热解毒，活血化瘀，祛风除湿，舒利关节。以白虎加桂枝汤和清营汤加减。

处方：石膏30 知母15 桂枝10 生地20 玄参15 金银花20 连翘15 丹参20 秦艽15 伸筋草20 虎杖15 鬼箭羽30 青风藤10 荆芥10 蝉衣10 甘草10。上方每日1剂，水煎服，早晚各1次。

连服20剂后，患者红斑减轻，瘙痒停止，膝关节疼痛大减，唯睡眠欠佳，口干，五心烦热，上方去桂枝，玄参，荆芥，蝉衣，加炒酸枣仁20，胡黄连10，麦冬15。连续治疗20次后复查：血常规白细胞$4.0 \times 10^9$/L，红细胞$4.12 \times 10^{12}$/L，血红蛋白136g/L，超敏C反应蛋白6.2mg/L，血沉24mm/L（2018.11.20）。继服30剂，脸上仍有红斑，但瘙痒和膝关节疼痛消失。

按：夏氏电热针治疗系统性红斑狼疮，电热针组穴：足三里、三阴交、曲池以扶正补脾，清泻邪热。足三里既为足阳明胃经之合穴，又为胃腑之下合穴，"合治内腑"，电热针刺足三里，以温通经络、调和气血、强脾健胃；三阴交为肝脾肾三经之交会穴，并归属脾经，电热针直刺三阴交，不仅温补调理脾胃气血。还能调补肝肾，从而达到全身性调整。曲池为手阳明大肠经合穴，能疏风清热，调和营卫；太溪用补法是滋肾以清热，补肾以抗邪，因为系统性红斑狼疮体内产生免疫复合物往往沉积于肾，损伤肾功能，大椎，合谷，太冲用泻法以泻出体内邪热；四白穴祛风邪热以止痒，犊鼻穴，梁丘，阳陵泉，膝阳关，舒筋活络，行气活血，舒利关节，诸穴合用，辅以手法，清热解毒，泻出毒热，行气活血，舒利关节，加之电热针扶正，调整免疫，配合中药收到很好的效果。白虎加桂枝汤出自《金匮要略》，方子组成为：石膏、知母、桂枝、甘草、治疗关节痛烦，风湿热痹；清营汤出自《温病条辨》，其组成：犀角、生地黄、元参、竹叶心、麦冬、丹参、黄连、银花、连翘，功效为清营解毒，透热养阴，其主治为热入营分证。身热夜甚，神烦少寐，时有谵语，目常喜开或喜闭，口渴或不渴，斑疹隐隐，脉数，舌绛而干。本例面部红斑，伴有瘙痒，双膝关节痛烦，舌红苔黄脉弦数，为湿热内蕴，热毒炽盛之证，当以清热解毒，活血化瘀，祛风除湿，舒利关节，方中生石膏，知母，桂枝，甘草清热除痹，治关节痛烦，生地，玄参，银华，连翘，丹参清热解毒，清营透热，活血化瘀，鬼箭羽，青风藤有抗免疫之功，秦艽，虎杖，伸筋草祛风除湿，舒利关节，荆芥，防风祛风解毒止痒；诸药合用清热解毒，清营透热，祛风除湿，活血化瘀，舒利关节。夏老认为本例患者属热毒炽盛之证，须以白虎加桂枝汤合清营汤加减，辨证精当，方大力宏，因而取得较好疗效。

# 第九章 神经系统疾病

## 第一节 重症肌无力

### 一、诊治经验

重症肌无力是一种获得性自身免疫性疾病，由神经肌肉传递障碍引起的骨骼肌收缩无力为主要症状，也就是附着在骨骼上、能够做出动作的肌肉逐渐失去力量。起初，患者容易产生疲劳，在活动后感觉更加劳累，在休息后可以得到缓解，可表现为眼睑下垂、吞咽困难、讲话无力，甚至是呼吸困难。重症肌无力的发病原因分两大类，一类是先天遗传性，极少见，与自身免疫无关；第二类是自身免疫性疾病，最常见。发病原因尚不明确，普遍认为与感染、药物、环境因素有关。同时重症肌无力患者中有 65%～80% 有胸腺增生，10%～20% 伴发胸腺瘤。

夏老认为，重症肌无力患者素体脾胃气虚，运化失常，脾主湿而恶湿，脾气虚不能散精，致水湿内生，迁延日久，蕴而化热；脾又主肌肉，脾胃之气不能内充四肢，湿热浸淫经脉，致肌肉不能濡养而成为痿证。疲乏、纳差，乃脾胃气虚之证，口舌生疮、舌红苔黄、小便黄少，乃湿热蕴结之象。综观舌脉症，辨病为痿证，证属湿热内蕴、脾胃气虚之证，脾胃气虚为本，湿热内蕴为标。

因此，夏老以电热针治疗重症肌无力，多取脾俞、胃俞、三阴交以清热祛湿、补气健脾。脾俞为脾之背俞穴，属足太阳膀胱经，具有健脾祛湿之功效；胃俞为胃之背俞穴，属足太阳膀胱经，具有健胃化痰之效；三阴交为肝脾肾三经之交会穴，并归属脾经，电热针直刺三阴交，不仅滋阴养血，还能调补肝肾，从而通调全身气血。曲池为手阳明大肠经之合穴，肺与大肠相表里，是表里双清之要穴，可清热泻火；足三里为足阳明胃经之合穴，"合治内腑"，毫针刺足三里，以调和气血、强脾健胃；溪滋肾阴；内庭清胃热；肝俞、肾俞补益肝肾，诸穴合用共奏清热祛湿，补气健脾之功。

## 二、临证验案

案一 汪某，女，52 岁，2021 年 02 月 02 日初诊

●主诉：发现重症肌无力 1 年余。

患者因双侧上眼睑抬举无力，于 2020 年 8 月诊为"重症肌无力"，口服"醋酸泼尼松片"治疗，目前剂量为隔日 3 片，间断口服中药及行直流电针治疗至今，症状无明显缓解，刻下症见：双侧上眼睑抬举无力，精神状态一般，睡眠尚可，乏力、纳差，进食后腹胀、牙龈肿胀、五心烦热，口疮，大便秘结，1 次 /3-4 天，药物维持大便，小便黄少。

过敏史：否认食物、药物过敏史。出生于北京，工作、生活于此地，无烟酒等不良嗜好。13 岁月经初潮，目前已绝经，22 岁结婚，配偶体健，育 1 女。否认特殊家族病史。望诊：面色黄暗，形体端正，行动自如，舌质暗红，苔少根黄。闻诊：发音自然，无病体异味。切诊：皮肤温、湿润，足背动脉搏动可。脉滑数。

●证候分析：湿热内蕴、脾胃气虚之证，脾胃气虚为本，湿热内蕴为标。

●中医诊断：痿证（湿热内蕴，脾胃气虚）。

●西医诊断：重症肌无力 眼型。

●电热针治法：清热祛湿，补气健脾。

针方：电热针取穴：脾俞（·双）、胃俞（双）、三阴交（双）。毫针取穴：阴陵泉（双）、足三里（双）、内庭（双）、曲池（双）、肝俞（双）、肾俞（双）、太溪（双）。操作：选定穴位，常规皮肤消毒。使用电热针不施补泻手法，斜刺脾俞、胃俞、直刺三阴交，刺入深度0.5-0.6寸，接通电热针仪器，电流量调至：50-55mA，以温热或舒适为度。使用毫针直刺阴陵泉（双）、曲池（双）、足三里（双）、内庭（双）、太溪（双），刺入深度0.5-0.6寸，斜刺肝俞（双）、肾俞（双）刺入深度0.5-0.6寸，留针30分钟。疗程：1周5次，10次为1个周期，

●中药治法：清热祛湿，补气健脾，以《太平惠民和剂局方》加减

处方：党参15g、白术15g、茯苓15g、元胡15g、砂仁10g、木香10g、莱菔子10g、火麻仁20g、桃仁10g、金银花15g、地丁15g、黄连15g、鱼腥草15g、连翘15g、白芷10g、陈皮10g、甘草6g、番泻叶1g。上方每日1剂，水煎服，早晚各1次。

连服14剂后，患者乏力、便秘症状改善、口疮消失，舌质淡红，苔白，脉滑。加半夏10g 陈皮10g 健胃化痰，减黄连为10g，避免寒凉害胃。再服14剂，无不适症状、另无新增症状，腰膝酸软改善，后守方继服。连续治疗90次后患者双侧上眼睑可抬举。

按：夏氏电热针治疗重症肌无力（痿证），电热针组穴：脾俞、胃俞、三阴交以清热祛湿、补气健脾。脾俞为脾之背俞穴，属足太阳膀胱经，具有健脾祛湿之功效；胃俞为胃之背俞穴，属足太阳膀胱经，具有健胃化痰之效；三阴交为肝脾肾三经之交会穴，并归属脾经，电热针直刺三阴交，不仅滋阴养血，还能调补肝肾，从而通调全身气血。曲池为手阳明大肠经之合穴，肺与大肠相表里，是表里双清之要穴，可清热泻

火；足三里为足阳明胃经之合穴，"合治内腑"，毫针刺足三里，以调和气血、强脾健胃；溪滋肾阴；内庭清胃热；肝俞、肾俞补益肝肾，诸穴合用共奏清热祛湿，补气健脾之功。四君子汤出自宋代《太平惠民和剂局方》，本方由人参、白术、茯苓、甘草四味药组成，其中人参健脾、益气，为君药；白术擅长于健脾燥湿，特别适合治疗脾虚水肿、脾虚痰饮等；茯苓味甘，可入脾经，既能健脾补中，又可渗湿止泻，常用于脾虚湿盛之食少体倦、便溏泄泻等；甘草可入脾、肺经，具有补脾益气、调和诸药等作用。现代药物研究显示，四君子汤具有保护脏器、抗疲劳、调节肠道菌群、抗心律失常、调节机体免疫功能等作用。本方常用于脾胃气虚所致的气短乏力、食少便溏、语声低微等。痿证患者脾胃气虚为本，湿热为标，故夏老以此方健脾益气而不壅滞，运脾祛湿而不温燥，为基础方；砂仁、木香行气运脾，又可祛湿；元胡、桃仁，活血通络，加速气血运行；银花、地丁、黄连、连翘、鱼腥草乃祛湿清热之品；莱菔子、火麻仁、番泻叶通肠腑以恢复中焦气机升降。诸药合用，共奏健脾益气，祛湿清热之功。待湿去热清，减少苦寒之品黄连的用量，并加化痰健胃的半夏，以固胃气，乃脾胃为"后天之本"之意。

# 第二节 癫痫

## 一、诊治经验

癫痫是一种表现为反复癫痫发作的慢性脑部疾病，会突然间毫无缘由地发作，任何年龄段的人群均可发作，是最常见的神经系统疾病之一。癫痫发作是由脑部神经元异常放电引起的，具有反复性和短暂性的特点，是癫痫的主要症状。但是，出现痫性发作的人并不一定患有癫痫。很多原因特别是大脑皮质的病变都可引起癫痫，一般认为与遗传

（有癫痫病史或有先天性中枢神经系统或心脏畸形的患者家族）、脑损害与脑损伤（胚胎发育过程受到病毒感染、放射线照射或其他原因引起的胚胎发育不良）、颅脑其他疾病（脑肿瘤，脑血管病）、环境因素（男性患者较女性患者稍多，农村发病率高于城市）、发热、精神刺激等因素有关。

夏老认为，癫痫患者素体肝肾阴虚，阴虚生内热，耗津伤液，故口干舌燥烦渴多饮；肾主骨髓，脑为髓海，肝肾亏虚，脑失所养，故头昏头痛；肝藏血，肝又藏魂，肝肾阴虚，夜则魂不能入肝，故失眠多梦；阴虚生内风，肝主筋，又为否极之本，阴虚风动时则抽搐震颤；腰为肾之腑，肝肾阴虚，腰失濡养，故腰膝酸软。综观舌脉症，辨病为痫证，证属肝风内动、肝肾阴虚之证，阴虚为本，肝风为标。

因此，夏老以电热针治疗癫痫，多取曲池、足三里、三阴交以滋阴清热、调补肝肾。曲池为手阳明大肠经之合穴，具有润肺清热理气之功效；足三里为足阳明胃经穴，为调补大穴，具有健脾益气，补气养血之效；三阴交为肝脾肾三经之交会穴，并归属脾经，电热针直刺三阴交，不仅滋阴养血，还能调补肝肾，从而通调全身气血，诸穴合用共奏凉肝息风，补益肝肾之功。

## 二、临证验案

案一 许某，男，20 岁，2021 年 4 月 14 日初诊

● 主诉：发现癫痫 14 年余。

患者 6 岁时无明显诱因出现"癫痫"发作，于北京市儿童医院就诊于至 18 岁，期间交替口服药物"卡马西平片"，"左乙拉西坦片""拉莫三嗪片""丙戊酸钠缓释片"，病情进行性加重，成年后就诊于北京天坛医院，2 月 19 日更换口服药物后，癫痫发作，后 42 天无大发作，偶发轻微震颤。刻下症见：头昏头痛、口干渴、失眠多梦、神疲乏力，腰

膝酸软、大便秘结。足月生产，否认"高血压、心脏病、糖尿病"等特殊病史，否认烟酒史，否认肝炎、结核等传染病史。否认食物药物过敏史。出生于北京，工作、生活于此地，无烟酒等不良嗜好。未婚未育。否认特殊家族疾病史。望诊：疲倦，形体消瘦，行动自如，舌边尖红，苔薄白。闻诊：发音自然，无病体异味。切诊：皮肤温、湿润，足背动脉搏动可。脉弦数。

● 证候分析：肝风内动、肝肾阴虚。

● 中医诊断：痫证（肝风内动，肝肾阴虚）。

● 西医诊断：癫痫。

● 电热针治法：清热润肺，补益肝肾。

针方：电热针取穴：曲池（双）、足三里（双）、三阴交（双）。毫针取穴：曲池、神门、内庭、风池、中脘、合谷、肝俞、肾俞、三阴交、百会、膈俞、内关、照海、申脉。操作：选定穴位，常规皮肤消毒。使用电热针不施补泻手法，直刺曲池、足三里、三阴交，刺入深度0.5-0.6寸，接通电热针仪器，电流量调至：50-55mA，以温热或舒适为度。使用毫针直刺曲池（双）、太渊（双）、足三里（双）、内庭（双）、太溪（双）刺入深度0.5-0.6寸，斜刺肝俞（双）、肾俞（双）刺入深度0.5-0.6寸，留针30分钟。口干舌燥者加廉泉、承浆；口渴甚者加少商、膈俞。疗程：1周5次，10次为1个周期。

● 中药治法：凉肝息风，补肝益肾。以《小儿药证直诀》六味地黄汤加味。

处方：丹参30g、红景天10g、夏枯草g、生地15g、山萸肉10g、山药10g、泽泻10g、茯苓15g、酸枣仁30g、合欢皮15g、夜交藤20g、刺五加15g、当归15g、川芎6g、白芍15g、法半夏6g、陈皮6g、金银花10g、佛手10g、木香6g、甘草6g。上方每日1剂，水煎服，早晚各1次。

连服 14 剂后，患者口干、便秘症状改善、睡眠好转，舌质淡红，苔白，脉弦数。加熟地 15g 补益肝肾，钩藤 10g 加强清热泻火。再服 14 剂，无不适症状、另无新增症状，腰膝酸软改善，后守方继服。连续治疗 90 次，期间未见复发。

按语：夏氏电热针治疗癫痫（痫证），电热针组穴：曲池、足三里、三阴交以滋阴清热、调补肝肾。曲池为手阳明大肠经之合穴，具有润肺清热理气之功效；足三里为足阳明胃经穴，为调补大穴，具有健脾益气，补气养血之效；三阴交为肝脾肾三经之交会穴，并归属脾经，电热针直刺三阴交，不仅滋阴养血，还能调补肝肾，从而通调全身气血，诸穴合用共奏凉肝息风，补益肝肾之功。六味地黄汤出自钱乙的《小儿药证直诀》，主要功效是滋阴补肾。用于肾阴亏损，腰膝酸软，消渴等症。癫痫患者阴虚为本，肝风为标。所以夏老将甘温之品熟地黄，换成清热凉血之生地，取其滋阴清热，补肾益精之效，为君药。山药补脾养胃，补肾涩精；山茱萸补益肝肾，并能涩精固脱，共为臣药。茯苓渗湿健脾，助山药健运；泽泻利湿泄热共为佐药；加上酸枣仁养血安神；清热之金银花、夏枯草，凉血清心之丹参；脾胃为后天之本，用半夏、佛手、木香运脾祛湿；诸药合用，共奏凉肝息风、补益肝肾之功。夏老认为六味地黄汤中熟地过于滋腻，其补益太过故换成具有清补兼施的生地。有形之阴血生于无形之气，气虚甚者加黄芪 30g 以滋生化之源，阴虚火旺甚者加知母 10g、黄柏 15g；腰膝酸软明显者加黄精 15g；阴血不足者加女贞子 9g。

# 第三节 帕金森综合征

## 一、诊治经验

帕金森综合征是和运动功能相关的临床综合征，与帕金森病不完全相同。广义而言，帕金森综合征包括了帕金森病、帕金森叠加综合征（非典型帕金森病）、继发性帕金森综合征及遗传性相关疾病。狭义的帕金森综合征仅仅指后三种，在应用帕金森综合征概念时，一般多指狭义概念。针对帕金森综合征，当前尚无公认的临床诊断标准。临床诊断及特点显示患者均有帕金森综合征的表现，患者存在静止性震颤、肌强直及姿势不稳，姿势不稳主要排除因原发性视觉、前庭、小脑等因素。帕金森综合征患者还常常具有脑血管病的表现，且患者的表现还常常为脑影像学表现，同时也可以因脑卒中引起局灶性症状及体征。脑卒中后患者常常在发病后或 1 年内出现帕金森综合征，卒中受累的部位可引起基底节区运动输出功能增强或者丘脑皮质通路的功能减低，这样可引起患者侧肢体少动、强直等临床表现。而隐匿性及皮质下脑白质损害常可引起患者早期双下肢步态障碍、认知功能障碍。

夏老认为，帕金森综合征患者的病情与肝、脾、肾关系密切。肝藏血主筋，脾为气血生化之源，主肌肉，肾藏精生髓，肝、脾、肾亏损，则阴精不足，筋脉失养而致肢体震颤，因此养肝健脾益肾是治本之法。而脾作为后天之本，气血生化之源，肝肾的精血也有赖于脾胃的生化，所以健脾培土又为治疗之重点。

因此，夏老以电热针治疗帕金森综合征，多取百会、四神聪、风池、曲池、合谷、足三里、阳陵泉、三阴交、太冲。百会、四神聪均位于巅顶部，通过督脉内入络脑，乃局部取穴以醒脑、宁神、定惊；风池祛风宁神定痉；合谷、太冲相配属"开四关"法，可通行气血，调和阴阳；肝藏血、主筋，阳陵泉为筋之会穴，可养血柔筋、舒筋通络；曲池为手阳明大肠经之合穴，足三里为足阳明胃经穴，为调补大穴，二穴共用具有健脾益气化痰，补气养血之效；三阴交为脾经经穴，且为肝脾肾三经之会穴，电热针直刺三阴交，不仅滋阴养血，还能调补肝肾，从而通调全身气血，诸穴合用共奏补益肝肾，熄风止痉之功。

## 二、临证验案

案一 张某，男，62 岁，2020 年 3 月 14 日初诊

●主诉：右手抖动 4 年余。

患者 4 年前出现右手无故抖动，经北京市朝阳医院诊断为 PD，服用莫沙必利、美多芭、森福罗、苯海索、雷沙吉兰等西药治疗，均疗效不佳。同时伴有手足麻木，左下肢肌肉疼痛，双足畏寒。刻下症见：头昏头痛、口干渴、失眠多梦、神疲乏力，腰膝酸软、大便秘结。否认"高血压、心脏病、糖尿病"等特殊病史，否认烟酒史，否认肝炎、结核等传染病史。否认食物药物过敏史。出生于天津，工作、生活于此地，无烟酒等不良嗜好。否认特殊家族疾病史。望诊：疲倦，形体消瘦，行动自如，舌边尖红，苔薄白。闻诊：发音自然，无病体异味。切诊：皮肤温、湿润，足背动脉搏动可。脉弦数。

●证候分析：肝肾脾虚。

●中医诊断：痫证（肝肾脾虚）。

●西医诊断：帕金森综合征。

●电热针治法：补益肝肾，健脾祛痰，益气养血，息风通络止痉

针方：电热针取穴：曲池、足三里、三阴交。毫针取穴：百会、四神聪、风池、合谷、阳陵泉、太冲。操作：选定穴位，皮肤常规消毒。

电热针直刺曲池、足三里、三阴交 0.5-0.6 寸，每个穴位分别给予电流量 50-60mA，以患者温热舒适或酸麻胀感为度，留针 30 分钟。其余腧穴及配穴以普通毫针针刺为主，平补平泻为主。疗程：每日 1 次，90 次为 1 个疗程，疗程间可休息 7 天，然后进行第 2 个疗程的治疗。

连续治疗两个疗程，期间右手抖动症状未见复发。手足麻木大为改善，左下肢肌肉疼痛消失，双足畏寒症状消失。

按：百会、四神聪均位于巅顶部，通过督脉内入络脑，乃局部取穴以醒脑、宁神、定惊；风池祛风宁神定痉；合谷、太冲相配属"开四关"法，可通行气血，调和阴阳；肝藏血、主筋，阳陵泉为筋之会穴，可养血柔筋、舒筋通络；曲池为手阳明大肠经之合穴，足三里为足阳明胃经穴，为调补大穴，二穴共用具有健脾益气化痰，补气养血之效；三阴交为脾经经穴，且为肝脾肾三经之会穴，电热针直刺三阴交，不仅滋阴养血，还能调补肝肾，从而通调全身气血，诸穴合用共奏补益肝肾，熄风止痉之功。

# 第四节 格林巴利综合征

## 一、诊治经验

格林巴利综合征又称吉兰－巴雷综合征，是以周围神经和神经根的脱髓鞘病变及小血管炎性细胞浸润为病理特点的自身免疫性周围神经病，经典型的格林巴利综合征称为急性炎症性脱髓鞘性多发性神经病，临床表现为急性对称性弛缓性肢体瘫痪。多数患者起病前 1～4 周可有胃肠道或呼吸道感染症状或疫苗接种史。急性或亚急性起病首发症状为肌无力，多于数日至 2 周发展至高峰，常见类型为上升性麻痹，首先出现对称性两腿无力，典型者在数小时或短短数天后无力从下肢上升至躯干、上肢或累及脑神经。下肢较上肢更易受累，肢体呈弛缓性瘫痪，腱反射降低或消失，通常在发病早期数天内患者即出现腱反射消失，部分患者轻度肌萎缩，长期卧床可出现废用性肌萎缩。

夏老认为，格林巴利综合征患者多属于痿证范畴，应采用补益脾胃的方法治疗。肺之津液来源于脾胃，肝肾的精血也有赖于脾胃的生化，所以肺津不足者，宜养阴宜胃，脾胃虚弱者应益气健脾。脾胃功能健旺，饮食得增，气血津液充足，脏腑功能旺盛，筋脉得以濡养，有利于痿证恢复。其次，"独取阳明"尚包括祛除邪气，调理脾胃。如《灵枢·根结》指出："故痿疾者取之阳明，视有余不足，无所治息者，真气稽留，邪气居之也。"又《症因脉治·痿证论》指出："今言独取阳明者，亦痿证疾阳明实热致病耳……清除积热，则耳边如常，脾胃清合，舒化水谷，生精养血，主润宗筋，而利机关。"可见清阳明之热亦属"独取阳明"的范畴。夏氏电热针治疗重视脾胃，同时电热针因其可方便、稳定调控，对于脾胃的调补更精准。

因此，夏老以电热针治疗格林巴利综合征，多取曲池、中脘、气海、足三里。曲池为手阳明大肠经之合穴，肺与大肠相表里，是表里双清之要穴，可清热泻火；足三里为足阳明胃经之合穴，"合治内腑"，毫针刺足三里，以调和气血、强脾健胃；中脘、气海为奇经八脉之任脉经穴，二穴可双向调节以益气运脾，生发阳气。同时可取脾俞、胃俞、三阴交。脾俞、胃俞、三阴交以清热祛湿、补气健脾。脾俞为脾之背俞穴，属足太阳膀胱经；胃俞为胃之背俞穴，属足太阳膀胱经，二穴共具有健胃补气祛湿之效；三阴交为肝脾肾三经之交会穴，并归属脾经，电热针直刺三阴交，不仅滋阴养血，还能调补肝肾，从而通调全身气血，以达强筋、壮骨、起痿之目的。

## 二、临证验案

案一 杜某，男，66 岁，2021 年 6 月 12 日初诊

●主诉：进行性、对称性四肢疼痛无力。

患者 2 年前因感冒，出现进行性、对称性四肢疼痛无力，肢端麻木，四肢肌腱反射对称性消失，经北京大学第一医院诊断为急性格林巴利综合征，经丙种球蛋白冲击治疗后好转出院。刻下症见：呼吸略困难、面部抽动、四肢肌肉乏力、头昏头痛、口干渴、腰膝酸软、大便秘结。否认"高血压、心脏病、糖尿病"等特殊病史，否认烟酒史，否认肝炎、结核等传染病史。否认食物药物过敏史。出生于山东，工作、生活于此地，无烟酒等不良嗜好。否认特殊家族疾病史。望诊：疲倦，形体消瘦，舌边尖红，苔薄白。闻诊：发音自然，无病体异味。切诊：皮肤温、湿润，足背动脉搏动可。脉弦数。

●证候分析：肝肾脾虚。

●中医诊断：痿证（肝肾脾虚）。

●西医诊断：格林巴利综合征。

●电热针治法：健脾培土，调补肝肾，益气生血，舒筋活络

针方：电热针取穴：曲池、中脘、气海、足三里、脾俞、胃俞、三阴交。毫针取穴：以上下肢手、足阳明经穴和夹脊穴为主。阳明经穴可疏通经络，调理气血，取"治痿独取阳明"之意；夹脊穴位于督脉之旁，又与膀胱经第一侧线的脏腑背俞穴想通，可调整脏腑阴阳，通行气血。肺热津伤加鱼际、尺泽清肺润燥；湿热浸淫加阴陵泉、中极利湿清热；干甚亏虚加肝俞、肾俞、太冲、太溪补益肝肾。操作：选定穴位，皮肤常规消毒。电热针直刺曲池、合谷、中脘、气海、足三里 0.5-0.6 寸，斜刺脾俞、胃俞 0.5-0.6 寸接通电热针仪，每个穴位分别给予电流量 50-60mA，以患者温热舒适或酸麻胀感为度，留针 30 分钟。其余配

穴以普通毫针针刺为主，平补平泻为主。疗程：每日1次，90次为1个疗程，疗程间可休息7天，然后进行第2个疗程的治疗。

连续治疗两个疗程，期间行动能力恢复明显，四肢无力症状大为改善。呼吸困难症状消失，面部不再抽动。

按：夏老以电热针治疗格林巴利综合征，多取穴曲池、中脘、气海、足三里、脾俞、胃俞、三阴交。曲池为手阳明大肠经之合穴，肺与大肠相表里，是表里双清之要穴，可清热泻火；足三里为足阳明胃经之合穴，"合治内腑"，毫针刺足三里，以调和气血、强脾健胃；中脘、气海为奇经八脉之任脉经穴，二穴可双向调节以益气运脾，生发阳气。脾俞、胃俞、三阴交以清热祛湿、补气健脾。脾俞为脾之背俞穴，属足太阳膀胱经；胃俞为胃之背俞穴，属足太阳膀胱经，二穴共具有健胃补气祛湿之效；三阴交为肝脾肾三经之交会穴，并归属脾经，电热针直刺三阴交，不仅滋阴养血，还能调补肝肾，从而通调全身气血，以达强筋、壮骨、起痿之目的。

# 第五节 三叉神经痛

## 一、诊治经验

三叉神经痛又称为痛性抽搐，是最常见的脑神经疾病，指局限在三叉神经支配区内的一种反复发作的短暂性阵发性剧痛。该疾病分为原发性三叉神经痛（又称为特发性三叉神经痛）和继发性三叉神经痛（又称为症状三叉神经痛），没有传染性和遗传性。女略多于男，发病率可随年龄而增长。三叉神经痛多发生于中老年人，右侧多于左侧。该病的特点是：在头面部三叉神经分布区域内，发病骤发，骤停、闪电样、刀割样、烧灼样、顽固性、难以忍受的剧烈性疼痛。说话、洗脸、刷牙或微风拂面，甚至走路时都会导致阵发性时的剧烈疼痛。疼痛历时数秒或数分钟，疼痛呈周期性发作，发作间歇期同正常人一样。就三叉神经痛的病因及发病机制，至今尚无明确的定论，各学说均无法解释其临床症状。目前为大家所支持的是三叉神经微血管压迫导致神经脱髓鞘学说及癫痫样神经痛学说。

夏老认为，三叉神经痛患者多面痛发病，风、火、寒邪是外因，正气不足、气虚血瘀是其发病的内因，内外因相互作用导致面痛，而内因往往是发病的主要因素。电热针具有温经通络、扶正祛邪、行气活血、调整脏腑功能的作用，针对面痛治疗尤其是风寒、气滞血瘀证疗效较好。

因此，夏老以电热针治疗三叉神经痛，多取四白、下关、地仓、曲池、合谷、足三里、内庭、太冲。口眼部是手足阳明经循行所过之处，取四白、下关、地仓、攒竹为局部取穴，且均为阳明经穴，可直达病所，疏通阳明经局部气血以濡养面部肌肤；曲池、足三里为手、足阳明的合穴，二穴共用可调补阳明经气血，扶正祛邪；合谷为手阳明经原穴，主治面口疾病，与太冲相配可祛风通络、止痛定痉；内庭是足阳明经荥穴，可疏导本经之经气，清泻阳明经风热之邪。本方旨在调补气血以扶正，疏通经气以祛邪，气血调畅病可愈。

## 二、临证验案

案一 崔某，女，65 岁，2020 年 7 月 2 日初诊

● 主诉：间断性右侧面部疼痛 4 年余。

患者间断性右侧面部疼痛 4 年余，近期一周内加重。经北京佑安医院诊断为三叉神经痛，经卡马西平片、加巴喷丁胶囊治疗后疼痛减轻。近一周内疼痛加重，每天发作 4-5 次，发作时间约 3 分钟。再服用卡马西平片、加巴喷丁胶囊均无明显效果。刻下症见：右侧面部阵发性剧

痛。否认"高血压、心脏病、糖尿病"等特殊病史，否认烟酒史，否认肝炎、结核等传染病史。否认食物药物过敏史。出生于山东，工作、生活于此地，无烟酒等不良嗜好。否认特殊家族疾病史。望诊：疲倦，形体消瘦，舌边尖红，苔薄白。闻诊：发音自然，无病体异味。切诊：皮肤温、湿润，足背动脉搏动可。脉弦数。

● 证候分析：气滞血瘀证。

● 中医诊断：风寒、气滞血瘀证。

● 西医诊断：三叉神经痛。

● 电热针治法：疏经通络，祛风止痛。

针方：电热针取穴：四白、下关、地仓、曲池、合谷、足三里、内庭、太冲。毫针取穴：眼支痛加丝竹空、阳白；上颌支痛加颧髎、迎香；下颌支痛加承浆、颊车、翳风；风寒加列缺疏风散寒；风热加曲池、外关疏风清热；气血瘀滞加内关、三阴交活血化瘀。操作：选定穴位，皮肤常规消毒。电热针直刺曲池、合谷0.5寸，直刺足三里0.5-0.7寸，接通电热针仪，每个穴位分别给予电流量50-60mA，以患者温热舒适或酸麻胀感为度，留针40分钟。其余配穴以普通毫针针刺为主，平补平泻为主。疗程：每日1次，30次为1个疗程，疗程间可休息7天，然后进行第2个疗程的治疗。

连续治疗两个疗程，右侧面部阵发性疼痛未复发。

按：夏老以电热针治疗三叉神经痛，多取四白、下关、地仓、曲池、合谷、足三里、内庭、太冲。口眼部是手足阳明经循行所过之处，取四白、下关、地仓、攒竹为局部取穴，且均为阳明经穴，可直达病所，疏通阳明经局部气血以濡养面部肌肤；曲池、足三里为手、足阳明的合穴，二穴共用可调补阳明经气血，扶正祛邪；合谷为手阳明经原穴，主治面口疾病，与太冲相配可祛风通络、止痛定痉；内庭是足阳明经荥穴，可疏导本经之经气，清泻阳明经风热之邪。本方旨在调补气血以扶正，疏通经气以祛邪，气血调畅病可愈。

# 第六节 周围性面神经炎

## 一、诊治经验

周围性面神经炎又称为 Bell's 面瘫，是一种常见多发病，患者临床表现为蹙额力减退或额纹消失，眼睛闭合不全，鼻唇沟变浅或消失，口角下垂，吹口哨能力差，鼓腮时漏气，露齿时口角歪向健侧。有85%～90% 的患者可自行恢复。Bell's 面瘫的病因不是十分明确，但有三种学说：炎症性、血运性、病毒性；均易与面神经亲和，使之充血、水肿，影响其功能的传导，亦可能为面瘫之病因。病史 20～40 岁居多，男多于女，一般单侧，偶为双侧，面瘫往往突如其来，起病前常有受凉、受潮、吹冷风史或有情绪激动，或有上呼吸道感染史，少数患者可有耳后疼痛，其程度和持续时间因人而异，常和面瘫发展的程度成正比，有些患者因面瘫而讲话障碍、流泪、视力模糊、舌前 2/3 味觉障碍、听觉过敏、流口水等。

夏老认为，电热针治疗周围性面神经炎具有良好的疗效，是目前治疗本病安全有的首选方法，电热针具有火针、温针灸的优势，且温度更稳定适宜，对周围性面神经炎风寒证、气血不足证，甚至顽固性周围性面神经炎出现"倒错"的治疗效果更明显，可大大缩短面瘫恢复时间。

因此，夏老以电热针治疗周围性面神经炎，多取阳白、四白、颊车、地仓、翳风、曲池、合谷、足三里、三阴交。面部腧穴可直达病所，疏调局部经筋气血，活血通络；曲池、足三里为手、足阳明的合穴，二穴共用可调补阳明经气血，扶正祛邪；合谷为手阳明经原穴，主治面口疾病（面口合谷收），与翳风相配可祛风通络；三阴交为脾经腧穴，且为三阴经交会穴，可健脾和胃，调补肝肾，行气活血，疏经通络。

## 二、临证验案

案一 刘某，女，61岁，2020年12月7日初诊

● 主诉：左侧面部僵硬，活动不利3天。

患者3天前无明显诱因状态下出现左侧面部僵硬，活动不利。经北京市世纪坛医院诊断为周围性面神经炎。口服强的松、甲钴胺3天后未见好转。刻下症见：左侧面部活动不受控，口中水沿左侧嘴角流出。否认"高血压、心脏病、糖尿病"等特殊病史，否认烟酒史，否认肝炎、结核等传染病史。否认食物药物过敏史。出生于河北，工作、生活于此地，无烟酒等不良嗜好。否认特殊家族疾病史。望诊：疲倦，形体消瘦，舌边尖红，苔薄白。闻诊：发音自然，无病体异味。切诊：皮肤温、湿润，足背动脉搏动可。脉弦数。

● 证候分析：气血不足证。

● 中医诊断：风寒证、气血不足证。

● 西医诊断：周围性面神经炎。

● 电热针治法：疏经通络，调补脾胃，扶正祛邪。

针方：电热针取穴：阳白、四白、颊车、地仓、翳风、曲池、合谷、足三里、三阴交。毫针取穴：风寒证加风池祛风散寒；风热证加曲池疏风泄热；抬眉困难加攒竹；鼻唇沟变浅加迎香；人中沟歪斜加水沟；颏唇沟歪斜加承浆。操作：选定穴位，皮肤常规消毒。电热针直刺曲池、三阴交0.5寸，直刺足三里0.5-0.7寸，接通电热针仪，每个穴位分别给予电流量50-60mA，以患者温热舒适或酸麻胀感为度，留针40分钟。其余配穴以普通毫针针刺为主，平补平泻为主。疗程：每日1次，30次为1个疗程，疗程间可休息7天，然后进行第2个疗程的治疗。

连续治疗两个疗程，左侧面部症状未复发。

按：夏老以电热针治疗周围性面神经炎，多取阳白、四白、颊车、地仓、翳风、曲池、合谷、足三里、三阴交。面部腧穴可直达病所，疏调局部经筋气血，活血通络；曲池、足三里为手、足阳明的合穴，二穴共用可调补阳明经气血，扶正祛邪；合谷为手阳明经原穴，主治面口疾病（面口合谷收），与翳风相配可祛风通络；三阴交为脾经腧穴，且为三阴经交会穴，可健脾和胃，调补肝肾，行气活血，疏经通络。